李元聪口腔疾病中医诊疗心得

主　编　李元聪

U0335710

全国百佳图书出版单位
中国中医药出版社
·北　京·

图书在版编目（CIP）数据

李元聪口腔疾病中医诊疗心得/李元聪主编 . —北京：
中国中医药出版社，2021.10（2022.6 重印）
ISBN 978-7-5132-7079-3

Ⅰ．①李…　Ⅱ．①李…　Ⅲ．①中医五官科学-口腔
科学-诊疗　Ⅳ．①R276.8

中国版本图书馆 CIP 数据核字（2021）第 141097 号

中国中医药出版社出版

北京经济技术开发区科创十三街 31 号院二区 8 号楼
邮政编码　100176
传真　010-64405721
三河市同力彩印有限公司印刷
各地新华书店经销

开本 787×1092　1/16　印张 15.25　字数 247 千字
2021 年 10 月第 1 版　2022 年 6 月第 2 次印刷
书号　ISBN 978-7-5132-7079-3

定价　58.00 元
网址　www.cptcm.com

服 务 热 线　010-64405510
购 书 热 线　010-89535836
维 权 打 假　010-64405753

微信服务号　zgzyycbs
微商城网址　https：//kdt.im/LIdUGr
官 方 微 博　http：//e.weibo.com/cptcm
天猫旗舰店网址　https：//zgzyycbs.tmall.com

如有印装质量问题请与本社出版部调换（010-64405510）
版权专有　侵权必究

《李元聪口腔疾病中医诊疗心得》
委员会

主　编　李元聪

副主编　陈世娟　伍春华

编　委　李　婕　李路丹　陶　洋
　　　　胡　淳　陈　明　阳亚男

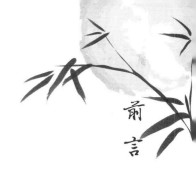

2017 年 9 月，湖南省中医药管理局正式下文确定了"李元聪2017 湖南省名老中医药专家传承工作室建设项目"，本书为传承工作室建设项目之一。

本书分从医心得、辨证心得、治法心得、用药心得、用方心得、诊疗心得六个部分，基本上涵盖了本人从事医疗、教学和科研 40 余年做人做事的心得体会。

从医心得：介绍个人基本情况，以及临床、教学和科研等方面取得的成绩。

辨证心得：介绍临床常用的六淫辨证、脏腑辨证、证候辨证等辨证方法与心得体会。

治法心得：介绍采用疏风解表法、清热解毒法、通里泄热法、润肠通便法、理气疏肝法、燥湿化痰法、活血化瘀法、软坚散结法、托毒透脓法、补益气血法、补气养阴法、温肾壮阳法 12 种方法治疗口腔疾病的心得体会。

用药心得：将口腔科常用的 120 多味中药分为发散祛风药、清热药、泻下药、祛湿药、温里药、理气药、止血药、活血药、化痰药、养心安神药、息风止痉药、补益药 12 大类，从药性、主治及化学成分等方面进行介绍。

用方心得：精选临床常用的 50 首古方和 16 首自拟方，每首包括药物组成、功效、主治和方解等。

诊疗心得：介绍了 45 种具有临床诊疗特色的口腔疾病。其中牙体牙周病 5 种，口腔黏膜病 23 种，口腔颌面部感染 6 种，颌面部神经疾病 3 种，颌面部损伤 2 种，其他疾病 6 种。每个病证均采用西医病名，从病因病机、辨证要点、病案及诊疗心得等方面进行介绍，全书近百例病案。

书末附有近 20 年所撰论文的摘要和方剂索引。

本书以心得体会为主轴，秉承实事求是原则，心得多的多写，体会少的少写。如复发性口腔溃疡、口腔扁平苔藓、舍格伦综合征、灼口综合征、口腔黏膜下纤维化及口腔癌术后的中医药治疗等，从整体出发进行辨证治疗，克服了单纯西医治疗所带来的疗效不稳定和毒副反应，从病种和内容方面所占比重较大，突出了中医药治疗这些疾病的特点与特色。

然而，个人的心得体会总是有限的，本书所涉及的 45 种口腔病证是临床常见病证，部分病证因病例较少或罕见仍需继续探索和积累。书中疏漏和不妥之处敬请各位同仁和读者指正，以便再版时修订提高。

李元聪

2021 年 8 月 31 日

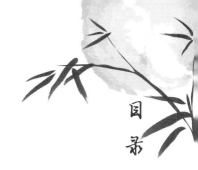

目录

『 从医心得 』

『 辨证心得 』

『 治法心得 』

『 用药心得 』

『 用方心得 』

『 诊疗心得 』

『 附　录 』

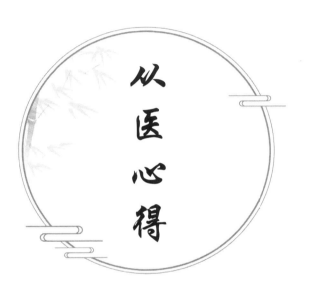

从医心得

一、耕耘临床

我是湖南中医药大学第一附属医院中医口腔科第一任科主任，知名中西医结合口腔医学专家，在口腔疾病防治尤其是口腔疑难病症方面，积累了丰富的临床经验，临床疗效显著，提出了独特的中医辨证施治理念，在口腔学术界享有盛誉。

1975 年，我从湖南中医学院（今湖南中医药大学）中医医疗专业毕业，进入湖南中医学院第一附属医院工作。20 世纪 70 年代，我前往西安第四军医大学，系统进修学习口腔内科、颌面外科和修复学，丰富了专业理论知识与临床实践，为日后发展奠定了基础。

在临床工作中，我不拘一格，认为无论中医西医，只要理论正确，只要治疗有效，只要能为患者解除疾苦，皆可以信任，坚持走中西医结合道路。如口腔溃疡类疾病多达数十种，中医中药在这一领域拥有极大运用空间和广泛前景。通过长期的临床实践，采用中医中药治疗这类疾病有着独特治疗经验和成效，深受病人信赖，来门诊就医的除了本省患者外，还有来自台湾地区、广东、四川、浙江、河北、陕西、重庆等地的患者。如一位刘姓患者，女，65 岁，口腔起疱溃烂反复数月，在他院诊断为口腔溃疡，经多方医治未见好转，后经人介绍来院求治，诊断为天疱疮，中药治疗一段时间后，经多年随访病情稳定，患者非常满意。像这类口腔黏膜病的临床治疗，全国各地大型口腔医院多建议来湖南中医药大学第一附属医院寻求中医药治疗。这类疾病经过中医药治疗后，能克服激素带来的困扰和依赖，获得较好的效果。

在疾病的诊断方面，我严谨认真，身体力行，对每一例患者都做到系统的口腔体格检查。如一位杨姓患者，女，68 岁，2014 年年底就诊，因舌痛曾多次在国内多家三甲医院诊疗，均诊断为灼口征，治疗后不见好转，最后建议来院寻求中医治疗，经再次系统体格检查，认定此疾并非灼口征，而是口底包块作祟，进一步检查后证实为口底恶性肿瘤，经住院手术切除，配合中药治疗，解除了患者疾患，减轻患者痛苦，家属感谢不已。

在中医药防治口腔肿瘤、肿瘤术后方面，也取得了满意的疗效。如患者龚某，男，59岁，2011年10月因舌部疼痛、溃烂，在外院诊断为舌癌晚期，由于本人不愿接受手术、化疗，来院寻求中医药治疗，随后进行了两年多的中医药治疗，终因病情进展，患者于2013年9月去世。中医药治疗尽管未能挽救其生命，但证明中医药仍是治疗恶性肿瘤一种有效方法，能延长患者的临床生存期，提高患者生活质量。而口腔癌术后，中药参与治疗，能有效改善临床症状，收到比较满意效果。

二、继承创新

本人从事中医口腔临床、教学、科研等工作40余年，尤其专攻口腔疾病的中医药防治，继承经典，将中医典籍中关于口腔疾患论述进行了系统归纳和总结；同时学习、吸取西医关于口腔疾患的相关理论和方法，深化了口腔疑难病证的理论认识。

口腔黏膜病，如复发性口疮、白塞综合征、口腔扁平苔藓、口腔黏膜下纤维化、舍格伦综合征、灼口征、天疱疮等均属临床疑难病证，经过几十年的观察和探索，在中医理论认识上一改以往医家火热致病和湿热为患的观念，创新性地提出其发病与人体正气、肝郁气滞相关的见解，且不断在临床实践中得到验证，疗效显著，获得全国同行的认可，中医药院校本科教材亦将其纳入相关章节。此外，就面瘫的研究，将中医的风、寒、湿、痰与病毒感染和血管改变及局部水肿紧密联系，为临床辨证治疗提供指导性意见。又如颞下颌关节紊乱病为常见病、多发病，我认为其病因与风、寒、湿、热之邪入侵有关，与中医的气血瘀滞、不通则痛理论相符合，这些都是通过临床经验的积累和思考得出的认识，深化了中医对口腔疑难病证的理论认识。

口腔黏膜下纤维化，俗称"槟榔嘴"，是一种慢性、隐匿性，与咀嚼槟榔有关的黏膜疾病，属于癌前病变。1985年我国首先在湖南省湘潭地区发现这种病例，西医学认为是口腔黏膜纤维组织增生所致，治疗采取激素药于口腔黏膜多点注射，疗效往往不尽人意，且注射时患者比较痛苦。通过临床观察发现，咀嚼槟榔者仅少数人发病，约占 1% 左右。于是，从中医学的角度提出此疾为禀赋不足，邪毒瘀积于局部，致使气滞血瘀，治疗则采用益气养阴、活血化瘀的方法，取得非常好的临床效果。多年来，我致力于口腔黏膜下纤维化的深入研究，并获得国家自然科学基金项目资助，从人到动物开展了一系列的实验研究来证明自己提出的观点，发表多篇有价值的学术论文。这一创新观点得到全国口腔学术界认可，并将这一结论吸收进教科书。

为临床治疗的需要，我自主研制了治疗口腔黏膜下纤维化的专用药"丹玄口康含片"。同时，研制了用于临床治疗口疮的纯中药雾化剂、治疗口腔扁平苔藓的"口腔愈疡冲剂"等。

多年来，我致力于口腔黏膜疾患的防治研究工作，学术成果得到全国口腔学术界认可。2006 年，受邀出席海峡两岸中医中药治疗口腔黏膜病专题研讨会并在会上发言；先后被邀请到西安交通大学口腔医学院、河北省 2012 年中西医结合学术年会、遵义医学院等地做专题报告，得到了与会同行的认同，扩大了中西医结合口腔学科及中医药防治口腔病的影响力，为医院赢得了声誉，得到国内口腔界同行的尊重和推崇。常有北京、上海等地前来就诊的患者说，去当地知名口腔医院看病，医师诊查完后常常推荐：看"槟榔嘴"到湖南去找李元聪教授。

三、仁心仁爱

医生最大的医德莫过于医术精湛，作为口腔黏膜疾病方面的专家，我能严谨至精，勤勤恳恳，认真对待每一位求治者，对每名前来就诊的病人都认真诊查，坚持对每位患者都以事必躬亲的态度做好口腔专科检查，尽可能做到不遗漏、不草率。

例如患者贺某，在国内知名医院诊查后诊断为口腔颌骨恶性肿瘤，精神压力特别大。2015 年 9 月经人介绍来院找我，经详细的专业检查后，我告知患者，该口腔病灶为口腔颌骨良性肿瘤的可能性大，后经手术切除并活检，明确为良性肿瘤，后得以治愈。患者痊愈后多次来医院致谢，说："去知名医院看病，做了那么多检查，从来就没有哪个口腔医生如此认真细致地给我做口腔检查。"她将我视为她的救命恩人。

我的职业是医生，且是专科医生，对待患者的疾患和病痛感同身受，急病人所急，尽可能去帮助他们。2014年8月，一位来自郴州的舌癌术后患者，在门诊取药时钱包被小偷偷走，她哭泣返回诊室求助。我二话不说，即借1000元给患者，帮助她拿到药，还资助其返家的车票。该患者顺利返家后寄来感谢信和借款。近年来，有些患者和患者家属，为表感激之情，常发来微信红包，我都一一拒收。

2015年年初，外地患者钟某，患口腔黏膜下纤维化和口腔白斑病变，经诊治后效果明显，但无奈路途遥远求医不便，平时只能通过电话联系，靠邮寄中药帮助其维持治疗。该患者年底复诊时，除将多次所垫药费返还，还握着我的手激动地说："您不但医术上乘，而且医德高尚，仁心仁爱，是患者的福气。"从医几十年，像这样的例子不在少数。

40多年来，我主编教材、专著5部，如"十一五""十二五"中医药行业教材《中西医结合口腔科学》及《口腔病》《实用五官科学》等；主持科研课题多项，其中国家自然科学基金1项，发表专业论文50余篇，培养硕士研究生多名，为中医药口腔医学的薪火相传做出了不懈努力。

四、声声感谢

时光飞逝，现在的我已近古稀之年，回忆过往岁月，内心充满着无限的感动和感恩。在此，首先要由衷地感谢我的母校——湖南中医药大学，感谢我的老师、我的同事们。谢谢母校和历届领导栽培了我，给我提供了这么好的学习平台。通过几年的基础理论和临床实践学习，我逐渐成为了一名优秀的医务工作者。感谢每一位任教老师，是他们引领我走进医学的大门，是他们孜孜不倦、认真耐心的教导，使我掌握了每一门课程。最后要感谢同事们，是他们的陪伴和帮助，才有我今天之成就。

我是一名医生，我将毕生献给医学事业，热爱祖国，服务人民，恪守医德，刻苦钻研，不辞艰辛，执着追求，精益求精，为解除人民的疾苦、为我国医疗卫生事业的发展添砖加瓦，奋斗终生。

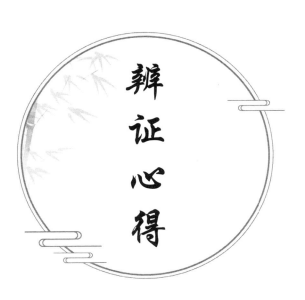

辨证心得

口腔科辨证与其他各科辨证一样，即将望、闻、问、切、查所获得的临床资料，运用一定的辨证方法逐一进行综合分析，判断属于何种证候，抓住证候的本质，然后确定相应的治法与方药。因此，辨证是论治的前提，也是论治的依据，辨证的正确与否，直接关系到治疗效果。中医口腔科工作者必须掌握六淫辨证、脏腑辨证和证候辨证等方法。

一、六淫辨证

1. 风淫辨证

风主于春令，散见于四季，是六淫中致病能力最强、致病范围最广的一种致病因素，故有"风为百病之长"之称。风淫侵袭口腔可致以下疾病。

（1）口腔居于上，属阳，风淫侵袭口腔可致牙髓炎、急性根尖周炎、冠周炎、复发性口疮、唇炎、流行性腮腺炎及颌面部间隙感染等。

（2）风性轻扬，善动不居，致病甚为广泛，并有遇寒则寒、遇热则热、遇湿则湿、遇燥则燥的特点。如风合寒淫侵袭口腔，可见牙齿凉楚疼痛；风合热淫可致口腔黏膜红肿，牙龈红肿、溃烂，牙齿灼痛；风夹湿淫可致口腔黏膜糜烂；风夹燥淫可致口舌干燥、唇干皲裂。

（3）风性善行而数变，具有行无定处、变幻无常、致病迅速、中络致瘫的特点。风中面络，气血运行不畅，筋脉失却濡养可发生面神经麻痹、面肌痉挛、三叉神经痛等病证。

风淫为患，起病急骤，具红、肿、热、痛等特点。全身可伴有发热、恶风、头痛、鼻塞流涕，舌质红、苔薄白、脉浮等表现。

2. 寒淫辨证

寒为冬令之气，其为病也四时皆有，多因贪凉露宿、饮食过于寒凉、空调冷气等机体失于防护所致。寒淫侵袭口腔可致以下疾病。

（1）口腔属阳，有喜温恶寒的特点。寒为阴盛之极，易伤阳气，阳气受挫，温通受制则口窍失温而为痛，寒淫侵袭口腔，可见牙齿冷痛、口腔黏膜色白、溃烂等。

（2）寒淫收引主凝，侵于血脉则血涩脉缩而气血不通，不通则凝而成瘀。口腔为经脉血脉多聚之处，有喜温喜通的特性。若寒淫侵袭，凝血伤脉，使气血运行不畅，邪滞不去，则结瘤结顽而致病变经久不愈，可见口腔黏膜龈肉苍白，或见白色斑块；寒淫内留经脉，经脉气血凝涩，则见面神经麻痹、三叉神经痛、颞下颌关节病等病证。

寒淫为患，除以上症状外，还须结合恶寒发热、头痛身痛、鼻塞流涕、舌苔薄白、脉浮紧等全身风寒束表表现。

3. 湿淫辨证

湿为长夏之主气，其时值雨水较多，湿气充盛，故长夏多湿病。外感湿淫多因气候潮湿、冒雨涉水或久居湿地等。湿有外湿、内湿之分，但其为病则互相影响。伤于外湿，湿邪困脾，健运失司则滋生内湿；脾虚失运，水湿不化，易招致外湿侵袭。湿淫入侵口腔可致以下疾病。

（1）湿淫伤人，易阻遏气机，遏制升降，蒙伤阴气。口腔为清阳之窍，喜清恶浊，唯气机升降正常，清阳上升，浊阴下降，始能常保口窍清灵之性而不为病。如湿滞口腔，浸渍肌膜，则黏膜溃烂，或经久不愈；如痰湿互结，凝聚口舌，则生颌面囊肿等。

（2）湿淫黏滞，易停滞不去，留而结顽。如湿滞口腔可致口腔扁平苔藓、糜烂性唇炎等，且皆有缠绵不愈，或反复发作的特点。

湿淫为患，除以上症状外，还须结合头胀而重、肢体沉重、关节酸痛、胸闷不舒，舌苔白腻、脉濡等表现。

4. 燥淫辨证

燥淫是口腔疾病中较常见的致病因素，其特点是燥性干涩，易伤津液；易伤肺津。外燥多从口鼻而入，侵犯肺卫；又因肺为娇脏，喜润恶燥，外合肌表皮毛，口唇则依赖肺之宣发布散而得以润泽。燥邪侵袭，肺津不能宣散濡润口唇，故出现皲裂脱屑等一系列干燥症状。如慢性唇炎（唇风），症见口唇皲裂、干燥出血、脱屑脱皮，这些表现皆为燥淫外袭，或燥淫犯肺、肺津受灼、唇失濡润所致。

脾在液为涎，肾在液为唾，口腔赖此以润，肌膜赖此以濡，液亏不能濡润，故可出现口腔肌膜干涩皲裂的症状，临床上称此为内燥。如全身系统性自身免疫病干燥综合征，主要表现为眼干、口干等症状。多为肝肾阴虚，津液枯涸不能上濡所致。此即内燥所致之口腔疾患典型之例。

燥淫为患，除以上症状外，还须结合口鼻干燥、咽干口渴、皮肤干涩、毛发不荣、干咳、便干尿少、舌质红、少苔或无苔、脉细等表现。

5. 暑淫辨证

夏至以后、立秋以前为暑热季节，自然界中的暑热（火）外邪为暑淫。暑热致病只有外感，没有内生，这在六淫中是独有的。暑为阳邪，其性炎热。暑淫伤人多发于日晒暴露部位。暑性升散，易耗气伤津。暑热大量出汗可导致津气两虚。夏季多雨潮湿，故暑多夹湿，常相合为病。暑淫伤及口腔，局部多表现为红、肿、热、痛，如日光性唇炎、颌面部疔痈等。

暑淫为患，除以上症状外，还须结合四肢乏力、口渴、小便短赤、大便不爽、舌质红、苔黄、脉数等表现。

6. 火（热）淫辨证

火（热）淫之邪可直接入侵，也可由其他外邪在一定条件下演变而来，故有"五气皆能化火"之说，侵袭口腔可致以下疾病。

（1）火（热）为阳邪，其性炎上。临床所见之火（热）淫，均可上炎口腔和头面部，而致牙龈肿痛、口舌红肿溃烂、唇肿疼痛、颌面部疮疖痈肿等。

（2）火（热）不但伤津，且能耗气。阳热亢盛之火，损伤人之正气，津液不能上承，症见口干舌燥、唇干脱屑；热伤脉络，血溢脉外，则见齿衄、舌衄等。

火热为患，又有实火、虚火之分。实火多见于人体阳气偏盛之内生之火，如肝经实火、脾胃积热、心火上炎等；虚火则见于肝肾阴虚、水火不济、虚火上炎等。

火（热）淫为患，起病急重，发展迅速，具红、肿、热、痛等特点。全身可伴有发热、口渴，舌红、苔黄、脉数等表现。

二、脏腑辨证

1. 脾脏功能失常辨证要点

脾开窍于口，口为脾之窍，其华在唇。脾主运化，又主肌肉。脾运化功能正常，脾气上通于口腔，舌下金津、玉液二穴得以泌津液，助消化，口能辨五味，发语音，行吞咽；脾气健运，精微上输于口，口唇肌肉得以濡养而丰满、色红而润泽。《灵枢·五阅五使》曰："口唇者，脾之官也。"《素问·阴阳应象大论》曰："脾主口……在窍为口。"《素问·六节藏象论》曰："脾……其华在唇四白。"《素问·五脏生成》曰："脾之和肉也，其荣唇也。"《灵枢·脉度》曰："脾气通于口，脾和则口能知五谷矣。"

辨证要点

（1）口淡无味，口甜，口中黏腻，为脾气虚弱、脾失健运所致。

（2）齿衄、舌衄，为脾气虚弱、统摄无权所致。

（3）唇肿湿烂流水，或干燥皲裂，作痒脱屑，反复缠绵，为脾虚气弱、血燥生风所致。

（4）口舌生疮，口腔黏膜糜烂，为脾胃湿热上蒸所致。

（5）唇色紫暗，溃烂难敛，疼痛剧烈，为脾经郁热、痰火凝结于唇所致。

（6）口腔颌面部囊肿，如黏液腺囊肿、颌下腺囊肿、舌下腺囊肿等，为脾虚失运、聚饮成痰、结于口舌所致。

脾脏辨证除了依据以上内容，还须结合全身表现。脾气虚弱者，可表现为精神疲乏，四肢倦怠，饮食不振，面色无华，大便溏薄，脉缓弱；脾脏湿热者，可表现为肢体困重，头重如裹，纳呆腹胀，舌质红，苔黄腻，脉濡数；脾不统血者，可表现为神疲乏力，少气懒言，舌淡，脉细弱。

2. 心脏功能失常辨证要点

心主血脉，在体合脉，其华在面。心气推动血液在脉中运行，流注全身，发挥营养和滋润作用。心与脉直接相连，互相沟通，血液在心和脉中不停地流动，输布全身。头面部血脉极其丰富，血脉充盈，面部红润而有光泽，因此，面部的色泽变化可反映心的功能，故曰"其华在面"。《素问·六节藏象论》曰："心者……其华在面，其充在血脉。"《素问·五脏生成》曰："心之合脉也，其荣色也。"《素问·阴阳应象大论》曰："心主舌，在窍为舌。"《灵枢·脉度》曰："心气通于舌，心和则舌能知五味矣。"可见，舌的生理功能与心息息相关。

辨证要点

（1）口舌生疮，舌尖红，有烧灼感，为心火上炎所致。

（2）面色无华，唇色淡白，或舌苔剥脱，光亮如镜，干燥少津或无津，为心血亏虚所致。

（3）舌体变小变薄，呈萎软状态，为心脾两虚所致。

（4）面色晦暗，舌色青紫瘀斑，为心血瘀阻所致。

（5）舌辨味失真，舌謇、舌强，甚至失语，为心气不足、神失所养而致。

（6）吐舌，弄舌，为心脾有热，或动风之先兆。

心脏辨证除了依据以上内容，还须结合全身表现。心火上炎者，可表现为心烦失眠，小便短赤，舌尖红，脉数；心阴亏虚者，可表现为心悸，失眠多梦，舌红少津，脉细数；心血瘀阻者，可表现为舌色紫黯或瘀斑，脉涩等。

3. 肾脏功能失常辨证要点

肾主骨，齿为骨之余，乃肾之标。肾之经络连于舌本，肾之气血与舌相通。《灵枢·经别》曰："足少阴之正……直者系舌本。"《灵枢·经脉》曰："肾足少阴之脉，循喉咙，夹舌本。"《灵枢·忧恚无言》曰："足之少阴上系于舌，络于横骨（即舌骨），终于会厌。"肾主藏精，牙齿受肾精的濡养，牙齿坚固与否是肾精盛衰的外在表现，牙齿从生长、萌出直至脱落的全过程都由肾精主宰。明·王肯堂《证治准绳·杂病》曰："盖肾主骨，齿乃骨之余，髓之所养也，故随天癸之盛衰也。"《素问·上古天真论》曰："女子七岁，肾气盛，齿更发长，三七肾气平均，故真牙生而长极。""丈夫八岁，肾气实，发长齿更，三八肾气平均，筋骨劲强，故真牙生而长极……五八肾气衰，发堕齿槁……八八齿发去。"宋·杨士瀛《仁斋直指方·齿论》曰："齿者，骨之所络，髓之所养，肾实主之……肾精盛则齿坚。"肾精充足，生髓养骨，上奉于牙齿，牙齿得精气之滋养必洁白如玉，晶莹光洁，坚固有力，不脱不龋。《圣济总录·卷第一百二十一》曰："人之肾气强盛，骨髓坚固，则齿牙莹白璀璨。"

肾主水，在液为唾，有"水脏"之称。《素问·逆调论》曰："肾者水脏，主津液。"《素问·宣明五气》曰："五脏化液……肾为唾。"肾具有主持和调节人体津液代谢的作用，而唾液具有滋润口舌的作用，属于人体津液的一部分，其代谢也受肾阴和肾阳的调节。水谷精微受肾阳蒸腾气化，上奉于口而成唾液。唾液咽下，可补充肾精。

辨证要点

（1）齿迟，齿不生，对于小孩而言，为先天肾气不足所致。

（2）牙齿失去光泽，龋坏变黄变黑，或牙龈萎缩，齿根外露，牙齿松动，甚至过早脱落，对于成人而言，为肾精亏虚所致。

（3）口舌生疮，牙龈出血，量少色淡，齿干龈萎，为阴虚火旺所致。

（4）口干口渴，唾液分泌减少，为肾阴亏虚；多津，唾夜分泌增多，流涎，为肾阳不足、气化推动无力所致。

肾脏辨证除了依据以上内容，还须结合全身表现。肾精亏虚者，可表现为头昏健忘，耳鸣耳聋，腰膝酸软，头发花白，舌淡脉弱；肾阳不足者，可表现为精神萎靡，畏寒肢冷，面色㿠白，舌淡苔白，脉沉细；阴虚火旺者，可表现为头昏耳鸣，虚烦失眠，五心烦热，舌质红或有裂纹，少苔或无苔，脉细数。

4. 肝脏功能失常辨证要点

肝脉络舌本，助舌构语；肝气疏泄，助关节运动；肝经循行于颊唇部，与口腔颌面部有密切的联系。《灵枢·经脉》云："肝足厥阴之脉，其支者循目系，下颊里，环唇内。"肝藏血，有"血之府库"之称。肝有贮藏血液、调节血量及防止出血的功能。为了保证口腔颌面部丰富的血液供给，需要肝藏血功能的正常发挥。人情绪平静时，机体外周血液需要量较少，血藏于肝，人的面色较白；运动或情绪激动时，肝脏就把所藏之血循经输布，故见面色红赤。故唐代王冰在注释《素问·五脏生成》时曰："人动则血归于诸经，人静则血归于肝藏。"

颞下颌关节为口腔颌面部唯一能活动的关节，也是人体中最复杂的关节之一。在咀嚼时它所承受的压力可高达数十公斤，需要较大的负重能力；而在咀嚼、言语和表情时又运动非常灵活，所以在解剖上是既稳定又灵活。《素问·痿论》曰："宗筋主束骨而利机关也。"筋有连接约束骨节、主持运动的功能，颞下颌关节也必须在筋的约束下才能正常地行使生理功能。肝在体合筋，肝所获得的精气会布散到筋，发挥濡养作用。《素问·经脉别论》云："食气入胃，散精于肝，淫气于筋。"水谷精微化生精气，布散于肝，肝再将精气循经络输送于颞下颌关节的筋，以保证关节的运动正常。肝经气血与舌相通，肝脉络舌本，舌本主舌体运动，受肝主疏泄之调节，肝血之滋养。肝主疏泄功能正常，气机条达，舌运动灵活能构成语言。

辨证要点

（1）舌衄、齿衄，量多色鲜红者，为肝火伤络，迫血妄行；出血量少色淡者，是肝气不足之表现。

（2）口舌生疮，口腔感觉异常，口腔黏膜网纹状病损，舌痛，舌麻及烧灼感等，为肝气郁结、郁而化火所致。

（3）面红目赤，口干唇干，口苦，为肝阳偏亢所致。

（4）颞下颌关节疼痛，咀嚼功能下降，或关节习惯性脱位，为肝血不足、血不养筋所致。

（5）口腔颌面部癌肿，面肌痉挛，三叉神经痛以及面颈部淋巴结核等，为肝郁脾虚、生湿生痰、痰聚血瘀所致。

肝脏辨证除了依据以上内容，还须结合全身表现。肝气郁结者，可表现为精神抑郁，喜叹息，胸胁胀闷或疼痛，或乳房胀痛，或咽部似有物梗，妇女月经不调，脉弦；肝阳上亢者，可表现为头晕目眩，耳鸣如蝉，面红耳赤，心烦失眠，舌红，脉弦数；肝胆湿热者，可表现为胁痛身黄，厌食腹胀，大便溏，小便短赤，舌苔黄腻，脉弦数。

5. 胃肠功能失常辨证要点

口腔为胃系之所属，又是胃所受纳水谷的入口。清·唐容川《血证论·卷六》云："口者，胃之门户。"胃经食道、咽直通于口。口迎粮，舌辨味，胃纳食，脾运化，诸器官互相协作，共同完成纳饮食、化水谷以输精微的生理功能。又脾与胃互为表里，故口腔与胃有较密切的关系。明代《奇效良方·卷六十》曰："五味入口，藏于脾胃，为之运化津液，以养五脏气……"饮食物从口入胃，脾胃化生的精微又供给口腔颌面部生长发育所需。手阳明大肠经入下齿中，通过经络与口腔相连，经脉气血充足则面部荣润，齿龈健康，咀嚼有力。明·张介宾《景岳全书·杂证谟》曰："上牙所属，足阳明也，止而不动。下牙所属，手阳明也，嚼物则动而不休。"足阳明胃经入上牙，手阳明大肠经入下齿中，通过经络与口腔相连，故胃气和降，大肠传导通降顺畅，受纳腐熟正常，经脉气血充足，则颌面荣润，牙齿坚固，咀嚼有力。

辨证要点

（1）牙龈红肿疼痛，出血溢脓，或口舌生疮，口臭等，为胃肠湿热循经上蒸于口所致。

（2）面色萎黄，口干舌燥，龈肉萎缩，舌淡苔薄，为胃阴不足、阴不上承所致。

（3）渴喜冷饮，牙齿光燥如石，为热盛伤津所致。

胃肠辨证除了依据以上内容，还须结合全身表现。胃火上攻者，可表现为口渴喜冷饮，口臭口黏，消谷善饥，大便秘结，舌苔黄，脉滑数；胃阴不足者，可表现为口干唇燥，纳差，干呕呃逆，便干秘结，舌红苔少，脉细数；大肠湿热者，可表现为脘腹胀满，嗳腐吞酸，不思饮食，大便不爽、恶臭，苔腻，脉滑实。

三、证候辨证

1. 辨疼痛

构成口腔器官的软硬组织都可出现疼痛，包括唇、颊、舌、腭、牙龈、颌骨、牙齿及颞下颌关节等的各种痛证。可由局部因素引起，也可为机体某系统性疾病的早期或主要表现。中医学认为，疼痛是由寒、热、虚、实、瘀、风、气、痰等多种因素所致。致病机制主要是经络阻滞，邪困气机，运行不畅，"不通则痛"，此乃因实致痛；因气血不足，或阴精亏损，使脏腑器官经络失养，"不荣则痛"，此属因虚致痛。辨证时须详细了解病史，疼痛的原因、部位、发作时间，疼痛的程度、性质与喜恶等，并结合其他临床表现做出诊断。疼痛的加重和减轻又可作为病势进退和治疗效果的标志。

（1）辨疼痛时间

疼痛初起多为外邪侵袭，伴红肿者为风热；肿轻不红者为风寒。

病久，朝轻暮重多属阴虚、血虚；朝重暮轻多属阳虚、气虚。

疼痛夜间剧烈多是牙髓病变症状。

疼痛较重且持续不断为邪毒壅滞脉络、气血凝滞之实证，常见于口腔颌面部疖痈未溃之前。

疼痛时轻时重或时痛时止为正虚邪滞，多见于阳虚或气虚者。

张口疼痛，伴红肿者，为实热壅盛；不伴红肿多为气滞血瘀，或寒邪留滞经脉、经络阻滞之证。可见于口腔颌面部炎症，颞下颌关节疾病，口腔黏膜下纤维化等。

牙齿咬𬌗痛、叩击痛或触压痛，痛重者多为实热，痛轻者多为虚寒。

常见于急、慢性根尖周炎。

（2）辨疼痛性质

胀痛：痛处拒按，多属气滞，实邪壅阻之证。

重痛：有沉重之感，活动不利，多属湿邪困阻气机、气血被遏所致。

刺痛：痛如针刺，痛有定处，多属瘀血阻滞或痰瘀阻络。

灼痛：皮色红赤，遇热加重，得凉则减，多为热邪壅结，属火热实证或阴虚阳亢。

冷痛：皮色不变，遇冷加重，得温则减，多为寒邪阻络，或阳气不足，气血失于温煦，属虚寒证。

掣痛：指抽掣牵涉而痛，由一处而连及他处，多为筋脉失养或阻滞不通所致。可见于三叉神经痛、颌面部肿瘤压迫神经等。

跳痛：病变多属阳证，如颌面部疔、痈化脓阶段等。

钝痛：病变多在深部，如牙根、颌骨疾病等。

隐痛：疼痛轻微或绵绵作痛，或表现为遇劳加重，或痛处喜按，按则痛减，多为脏腑虚损、气血不足之证。

裂痛：多见于唇及舌部干枯燥裂时，是因气候干燥，阴精耗损或精血亏虚，唇舌失养所致。

（3）辨疼痛程度

疼痛剧烈：多属实热证，如心脾积热，火热上蒸；疼痛轻微多属虚火上炎。

痛剧而肿轻：为火热上攻，火重于湿。

痛轻而肿甚：为实热熏蒸，湿重于热。

疼痛骤然发作：多为热毒壅盛，火热结聚，常见于急性牙髓炎、三叉神经痛。

2. 辨红肿

口腔病证出现红肿实质上是局部血管扩张充血和组织水肿，可由多种因素引起，并常伴有疼痛。中医学认为乃经络阻滞、气血凝聚而成。

（1）辨红肿外形

患处红肿高凸，呈局限性，多为实证、热证；肿势平坦，散漫不聚，边界不清，焮红不著，多为虚证、阴证。

凡红肿在黏膜、浅表皮肉之间者，发病较快，并有易脓、易溃、易敛之特点，属阳证；凡红肿在颌面筋骨、肌肉之间者，发病较缓，有难脓、难溃、难愈之差异为阴证。

漫肿宣浮，肿势迅速，不红不热或微红微热，痛轻痒重或麻木多为风邪所致。

（2）辨红肿色泽

肿而鲜红，属实热之证。上牙龈红肿，为胃经火热；下牙龈红肿，为大肠蕴热；舌红而肿大，多为心火上炎或肝脾有热。

齿龈微红，牙齿浮动，咬物时痛，或午后痛剧，属虚火之证；只肿而不红，属风寒或寒湿之证。

肿胀明显，呈红色或紫色，破后流血，多为热盛或瘀血所致的口腔黏膜血疱、口腔黏膜大疱性疾病。

肿而光亮，不红，有时如水疱，破则流水或流黏液，多为痰湿积聚所致的黏液腺囊肿和舌下腺囊肿。

口腔黏膜肿胀日久，色白质硬，为痰浊凝结所致之口腔黏膜白斑。

3. 辨出血

对于出血的病人要仔细询问病史，是否有肝病、血友病、血小板减少性紫癜、再生障碍性贫血等全身凝血机制障碍性疾病，必要时做血液学检查，进行有针对性的处理。口腔内出血主要来自口腔黏膜、舌及牙龈等部位，辨证如下。

出血量多，色鲜，属实热证，常为脾胃火热上蒸；出血量少，色淡，属虚寒证，常为气血不足或脾虚不能摄血。

口腔内出血多发生在齿龈和舌部，根据发生的部位可判断其脏腑归属。舌衄常为心、脾、肝经之火郁血热妄行、溢于脉外所致。口腔黏膜下出血，多因脾胃积热，火热上攻，热伤血络，或因进食粗糙坚硬食物，不慎擦伤所致。

齿龈出血，其色鲜红，势如泉涌，伴口臭、龈肿、便秘，多为足阳明胃经实热；牙龈出血，其色暗淡，渗流不已，属胃经虚火；牙龈出血，血色暗淡，牙微痛而浮动，为足少阴肾经虚火。

4. 辨溃烂

（1）辨溃烂色泽：口腔溃烂呈黄浊，周围黏膜色红，多为心脾蕴热，火热上蒸；溃烂灰白或污浊，周围黏膜色淡，多为肾阴虚或心阴虚，属虚火上炎之证。

（2）辨溃烂数目：溃烂数目较多或溃点大者，属实热证；溃烂数目较少或溃点小者，属虚寒证；溃点多而分散者，黏膜色红，多为风热邪毒侵袭之证。

（3）辨溃烂范围：溃烂成大片，表面覆有白色腐物，如糜粥样，多由膀胱湿热，或脾不化湿，湿热上蒸所致。

（4）辨溃烂病程：溃烂反复发作，疡面色红或污浊，深浅不一，多属阴虚火旺；溃烂久不愈合，色淡白，遇劳则甚，多属气血不足或脾肾阳虚。

5. 辨溢脓

（1）辨脓液黏稠度：脓多稠黄，有臭味，属实热证，多为脾胃火热蒸灼所致；脓稀，色淡，或乳白，臭味不明显，量少，淋沥不尽，属正虚不能胜邪，多属脾肾虚损、气血不足所致。

（2）辨脓液色泽：脓色绿黑、质稀、色不鲜，多为蓄毒已久，有损伤筋骨之象，见于骨槽风。

（3）辨脓液排出难易程度：脓液易排出，创面愈合快是正气未衰之象；脓液难以清除，创面愈合慢为体弱正虚、气血亏损的表现。

6. 辨口腔黏膜颜色

辨口腔黏膜颜色是指口腔黏膜颜色发生异常，可为白色或红色，形状可呈斑片状或块状，也可呈线形、网状、树枝状、环状或半环状等，辨证如下。

黏膜颜色呈局限性发红，多见于血管瘤、增殖性红斑及一些局部炎症等，为血瘀阻滞之证。

黏膜颜色呈弥散性发红，多见于萎缩性念珠菌病、天疱疮、多形性红斑等，为热毒炽盛，或瘀血阻络，或阴虚火旺之证。

黏膜颜色呈黑斑，多见于金属颗粒沉积，如银、汞沉着症。

黏膜颜色呈白色花纹，或树枝状，或网状，或斑块状等，多见于口腔扁平苔藓、口腔黏膜白斑，为肝郁气滞、湿热内蕴之证。

黏膜颜色灰白色，扪及发硬，甚至呈板状等，多见于口腔黏膜下纤维化，为局部气机不畅，血运受阻，气滞血瘀之证。

7. 辨皲裂

皲裂为黏膜或皮肤表面的线状裂口，由某些疾病或炎性浸润使组织失去弹性变脆而成。该病损的深浅不等，浅者仅限于黏膜上皮层，容易痊愈，不留瘢痕；若深达黏膜下层，可引起黏膜出血、灼热，愈合后留有瘢痕。

皲裂可见于唇风、沟裂舌、燕口疮等，多由血虚、气虚、血瘀、血热等因素引起，需结合全身症状辨证。

8. 辨角化

角化指口腔黏膜在病理情况下，出现过度角化或角化不良。

过度角化又称角化亢进，指黏膜的角化层过度增厚，临床表现为黏膜局部呈乳白色或灰白色，增厚，粗糙，变硬。色泽改变程度与角化量有关。

角化不良又称错角化，为上皮的异常角化。角化不良有两种情况：一种为良性角化不良；另一种为恶性角化不良，见于原位癌及鳞状细胞癌。

角化黏膜周围充血、红肿明显、疼痛者，常见于慢性盘状红斑狼疮，多为热毒炽盛或阴虚内热所致。

角化呈乳白或灰白色、表面粗糙、周围红肿不明显，常见于口腔扁平苔藓，多为气血、痰毒瘀滞所致。

9. 辨口臭

口臭可由局部或全身多种因素引起。口腔疾病主要有龋齿、口疮、口糜、牙周病等。

闻到腥臭味，口腔内多有化脓性病灶，为热毒炽盛所致。

闻到腐臭味，口腔内多有肿瘤溃烂，为毒邪凝聚、伤络败肉之见证。

闻到热臭，且病程短者，多属实热火毒，或肺胃积热上蒸所致。

顽固性口臭，多为中焦瘀滞已久，或遗传因素所致。

闻到酸臭，为中焦宿食、食滞不化所致。

闻到烂苹果味，是糖尿病酮症酸中毒表现；闻到尿臭味，是尿毒症表现。

10. 辨口干、口渴

口干既是全身疾病的症状，又是口腔某些疾病的表现，是患者的一种自觉症状。引起口干的原因很多，有寒、热、虚、实之分，但多与阴虚、血虚、津亏、火、燥等因素有关。口干与阴液亏虚密不可分，其原因可由于失血、失液、大汗、久病耗伤津血，以致阴津不足；亦可因火热燥邪伤阴而致。因此，口干与心、肾、脾、胃、肝及肺等均有关联。内因如摄入或生成不足，饮食失调，劳倦内伤脏腑，导致脾胃虚弱，津液生化不足；或津液耗损严重，如呕吐、泄泻、自汗、尿频、慢性失血等。外因如外感火热燥邪，直接灼伤津液，或导致津液外泄，或误汗、误下，或多用辛燥火热之品等所致。

口渴病证很多，临证应辨其欲饮与否，饮多与少，喜热喜凉，并参合脉证、舌象分析。口渴多与失液伤津，或阴津不足有关。如大泻之后、大汗之后、大劳之后、大病之后、新产失血之后等导致口渴。它是一种以作渴来补充津液亏损的表现形式。

临床对于口干、口渴的辨证，应详细询问病史，找准口干作渴原因仔细分辨之。

11. 辨舌

（1）辨舌形：舌体胖大，主脾肾阳虚，水湿内停；舌体瘦薄，主气血两虚；舌两侧显齿痕，舌尖生点刺，多为脾胃湿热或心火上炎；裂纹舌，多为气阴亏虚；舌痿软，多为阴伤或气血两虚；舌体颤动，多为肝风内动；舌体不正，伸舌时偏斜一侧，多为中风所致；吐舌、弄舌，多为心脾有热；伸舌如常，有麻木、疼痛者，多为思虑过度，或情志抑郁所生。

（2）辨舌质：舌色鲜红者，多属实热证，如外感热邪、心火上炎、肝胆湿热、脾胃湿热、大肠湿热等。常见于口腔及颌面部的急性炎症。

舌色淡白者，多属虚寒或气血、气阴两虚证，如脾胃气虚，心脾两虚等。常见于口腔及颌面部慢性病、久病者。

（3）辨舌苔

厚苔，主胃肠宿食或痰浊停滞。

燥苔，舌苔表面干燥，扪之无津，主热盛伤津，阴液亏损。

腻腐苔，主湿浊、痰饮、食积。

苔似凝乳，甚则蔓延整个口腔，揩之可去，旋即复生，为湿热秽浊所致。

剥脱苔，舌苔大片剥脱，边缘凸起，界限清楚，剥脱部位不固定，时有转移者，主脾胃不和，或先天不足。

舌苔剥脱殆尽，舌面光滑如镜者，主胃阴亏虚或肝肾精亏。

白苔，白腻苔多因湿浊、痰饮或食积所致。苔厚白而干者，常为痰浊上泛，热伤津液；若见白腐苔，主痰浊内停，湿浊蕴积。

黄苔，主里证、热证。黄白相间苔，是外感表证化热入里的表现；

淡黄为热轻；深黄为热重；焦黄为热结；苔色越黄，邪热愈重。

灰黑苔，灰而稍白，为阳虚阴湿或痰饮阴邪积于中焦；如为灰黄，系湿浊痰饮化热及气血运行不畅之证；黑苔多属里证，湿浊之邪入里化火，内热炽盛。

12. 辨脉象

疾病是一个多因素的复杂过程，正邪斗争不断发生变化，因此，脉象亦随之改变。口腔疾病常见脉象主病辨析如下。

浮数脉：多见口疮、唇风、白塞综合征、扁平苔藓、急性疱疹性口炎、感染性口炎、口腔颌面部感染等外感风热时。

沉弦脉：多见盘状红斑狼疮、面痛（三叉神经痛）、扁平苔藓等表现为肝郁气滞或水湿内停时。

细数脉：多见天疱疮、口疮、多形性红斑、干燥综合征、日光性唇炎等表现为阴虚内热或阴血亏虚时。

弦数脉：多见白塞综合征、灼口综合征、干燥综合征等表现为肝郁化火或肝胆湿热时。

滑数脉：多见口腔黏膜白斑、单纯疱疹、带状疱疹、唇风、口疮、口炎、念珠菌感染、天疱疮等表现为痰热或湿热蕴积时。

洪数脉：多见血管神经水肿、过敏性唇炎、颌面部感染、口糜等表现为气分热盛，邪实之证时。

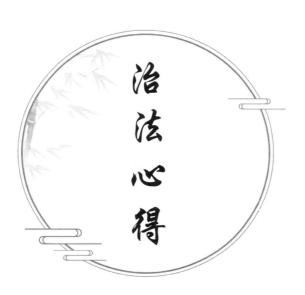

治法心得

一、疏风解表法

本法适用于外感风邪所致的口腔病证，或口腔病证合并外感者。如口腔颌面部疖痈、颈痈、干槽症、腮腺炎、疱疹性龈口炎、过敏性口炎等。症见疮疡焮红肿痛，口舌溃烂疼痛，伴发热，口渴，小便黄，舌红，苔薄黄，脉浮数。

治则：疏风清热解表。使病邪从汗而解，从皮毛而出，使口腔疾病得愈。

方药：银翘散、桑菊饮之类。

常用药：金银花、连翘、淡竹叶、荆芥、防风、桑叶、牛蒡子、柴胡、蝉蜕、薄荷等。

二、清热解毒法

本法适用于火热邪毒所致的口腔颌面部阳证者。如颌面部疖痈、颌面部间隙感染、牙痈、猩红热、面颈部淋巴结炎、口舌生疮，或口腔黏膜大疱性疾病等。症见局部红肿焮痛，烦热口渴，小便短黄，大便燥结，舌红，苔黄或黄腻，脉数或脉滑。

治则：清热解毒。

方药：五味消毒饮、黄连解毒汤、清胃散、清胃汤之类。

常用药：黄连、黄芩、黄柏、栀子、生石膏、淡竹叶、金银花、薄荷、防风、大黄、生地黄、甘草等。

清热药为苦寒之品，用药太过会损伤脾胃，甚至影响疮口愈合，使用时要兼顾胃气。

三、通里泄热法

本法适用于邪热蓄积脏腑、内结不散所致的口腔病证里实者。如口腔炎症高峰期，口腔颌面部感染等。局部表现为红、肿、热、痛，伴腹胀便秘，舌苔黄腻或黄糙，脉数有力。

治则：通里泄热。

方药：大承气汤、凉膈散、泻黄散之类。

常用药：大黄、芒硝、厚朴、枳实、黄连、黄芩、金银花、淡竹叶、甘草等。

用此法使邪热外出，而口腔病愈。通里攻下药使用必须严格掌握适应证，老年、体衰、妇女月经期及小孩要慎用，中病即止，以免耗伤正气。

四、润肠通便法

本法适用于津液亏损所致的肠燥便结证。如口腔颌面部疮疡日久、复发性口疮、口腔扁平苔藓、口腔颌面部肿瘤术后等。症见口干，纳差，大便秘结，小便频数，舌红而干，脉细数。

治则：润肠通便。

方药：麻子仁丸加味。

常用药：麻子仁、郁李仁、杏仁、当归、白芍、枳壳、麦冬、厚朴、牛膝、玄参等。

五、理气疏肝法

本法适用于情志不舒、肝气郁结所致之口腔病证。如复发性口疮、口腔扁平苔藓、灼口综合征、口腔黏膜大疱性疾病、口腔感觉异常及口腔颌面部各种不明原因肿痛等。症见病程日久，反复发作，精神抑郁，多虑，两胁胀痛，胸闷不适，食欲欠佳，月经不调，舌质淡，苔薄白，脉弦。

治则：疏肝理气。

方药：用逍遥散、柴胡疏肝散之类。

常用药：当归、白芍、柴胡、薄荷、制香附、茯苓、白术、枳壳、川楝子、紫苏梗、甘草等。

值得注意的是，理气药多辛燥，易伤阴耗气，用量不宜过大，时间不宜过长，如需要较长时间服用者，为防生热化火，可酌加养血滋阴药。

六、燥湿化痰法

本法适用于脾失运化，水湿凝滞，结于口腔颌面部所致之病证。如各类囊肿、颌下瘰疬、口腔颌面部肿瘤溃后等。症见病患部位不痛或微痛，表面色白或无颜色改变，病程较长，面色无华，或形体消瘦，舌淡苔腻，脉滑。

治则：燥湿化痰。

方药：二陈汤、贝母瓜蒌散之类。

常用药：法半夏、陈皮、石菖蒲、茯苓、白术、猪苓、黄芩、制南星、橘红、夏枯草、枳实、甘草等。

七、活血化瘀法

本法适用于辛辣燥热之品刺激口腔，伤及口腔肌膜，毒邪浸淫，气滞血瘀；或病程日久，气血运行不畅所致张口受限，口腔黏膜灰白色病损，扪及弹性差，以及口腔颌面部的各种疼痛症状者。如口腔黏膜下纤维化，面痛，颞下颌关节痛，颌面外伤骨折局部肿胀，颌面部肿瘤等。

治则：活血化瘀。

方药：桃红四物汤加味。

常用药：桃仁、红花、生地黄、当归、川芎、赤芍、丹参、蜈蚣、地龙、三七、蒲黄、三棱、莪术等。

八、软坚散结法

本法适用于痰瘀互结所致之口腔颌面部有形肿块，其病在经络、肌肉之间，邪坚病固而生长较缓，多虚实夹杂证。如痰包、瘿瘤瘰疬、术后瘢痕及口腔颌面部包块硬结、组织增生等。

治则：软坚散结。

方药：二陈汤合桃红四物汤加减。

常用药：法半夏、陈皮、茯苓、桃仁、红花、生地黄、赤芍、当归、川芎、昆布、海藻、牡蛎等。

九、托毒透脓法

本法适用于热毒炽盛，正气不足，不能托毒于外所致之口腔病证。如牙周疾病、颌面部间隙感染后。症见痈疡内已成脓，外不易溃，疮形平塌，漫肿无头，伴面色无华、舌红、苔黄、脉数无力。

治则：托毒溃脓。

方药：透脓散加味。

常用药：生黄芪、当归、穿山甲、皂角刺、白芷、金银花、牛蒡子、白术、甘草等。

此法不能用于正实邪盛以及未成脓时。

十、补益气血法

本法适用于病程日久，气血虚损所致之口腔病证。如慢性牙周炎、慢性骨髓炎、白塞综合征、干燥综合征、术后伤口长期不愈等。症见神疲乏力，头晕眼花，面色萎黄，心悸气短，舌淡苔薄，脉细。

治则：气血双补。

方药：八珍汤、归脾汤、十全大补汤之类。

常用药：党参、白术、茯苓、熟地黄、白芍、当归、黄芪、丹参、炙甘草等。

十一、补气养阴法

本法适用于素体阴虚，或脾胃虚弱所致口腔病证。如裂纹舌，大病、久病后，口腔癌术后，干燥综合征等。症见口干唇燥，舌面光无苔，或苔少而干，甚则满舌布满裂纹，舌痛，食物刺激则加重。检查时挤压双侧腮腺未见唾液外溢，或伴身体倦怠，饮食无味；或伴腰膝酸软无力；或伴皮肤干燥发痒；或伴眼干、咽干；或伴干咳、面颊潮红、大便干等。

治则：补气养阴。

方药：参苓白术散、六味地黄汤、沙参麦冬汤、大补阴丸之类。

常用药：黄柏、知母、熟地黄、龟甲、黄芪、太子参、山药、麦冬、五味子、沙参、玄参、白芍、玉竹参等。

十二、温肾壮阳法

本法适用于肾阳不足所致之口腔病证。如复发性口腔溃疡、白塞综合征、干燥综合征、颞下颌关节疼痛等。症见口舌溃疡，口干，颞下颌关节疼痛，伴腰膝酸软、肢冷，舌淡而胖，脉沉细等。

治则：温补肾阳。

方药：附桂八味丸加味。

常用药：熟地黄、山药、山茱萸、肉苁蓉、茯苓、泽泻、牡丹皮、附片、肉桂、杜仲、菟丝子、补骨脂等。

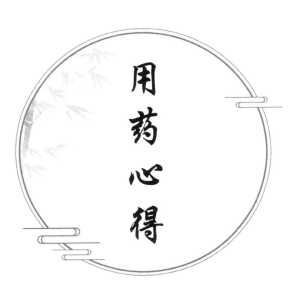

用药心得

一、发散祛风药

（一）辛温发散祛风药

荆 芥

味辛，性微温。归肺、肝经。功能发散风邪，祛风止痒，和血止血。

发散风邪：用治风邪侵袭所致口腔疾病，如口舌溃烂、咽喉肿痛等。常与防风、桔梗、连翘、薄荷等配伍。

祛风止痒：用治风邪所致口腔颌面部痈肿疮疖初起、唇肿唇痒等。常与蝉蜕、薄荷、金银花等配伍。

和血止血：用治火热所致牙龈出血、疱疹性口炎等。常与白茅根、侧柏叶、藕节等配伍。

本品含挥发油，油中含胡薄荷酮、薄荷酮等，具有发汗、解热、抗炎、镇痛及抗病原微生物、抗皮肤过敏等作用。

防 风

味辛、甘，性微温。归膀胱、肝、脾经。功能祛风止痛，祛风止痒，祛风止痉。

祛风止痛：用治风邪侵袭所致口腔疾病，如风寒牙痛、三叉神经痛、灼口综合征等。常与川芎、白芷等配伍。

祛风止痒：用治风邪所致过敏性唇炎、疱疹性龈口炎、带状疱疹等。常与蝉蜕、僵蚕等配伍。

祛风止痉：用治风邪所致口眼喎斜、面肌抽搐等。常与白芷、钩藤、蒺藜等配伍。

本品含色酮类、香豆素成分及酸性多糖、挥发油等，具有镇痛、抗炎、抗过敏、调节免疫、抗肿瘤作用。

白 芷

味辛，性温。归肺、胃、大肠经。功能祛风止痛，消肿排脓。

祛风止痛：用治风邪上攻所致头面疼痛、牙痛、三叉神经痛等。多与细辛、全蝎、川芎等药同用。

消肿排脓：用治火毒所致智齿冠周炎、化脓性腮腺炎、口腔颌面部间隙感染、颌骨骨髓炎等。常与金银花、当归、穿山甲等药同用。

本品含香豆素类成分及挥发油等，具有解热、镇痛、抗炎、抑制病原微生物、兴奋中枢及抗肿瘤等作用。

细 辛

味辛，性温。有小毒。归心、肺、肾经。功能散寒止痛，清胃泻火。

散寒止痛：用治寒邪犯上所致头痛、三叉神经痛等。常与独活、川芎等配伍。

清胃泻火：用治胃热上蒸所致牙痛、口舌溃烂等。常与石膏、升麻等配伍。

本品辛温燥烈，易伤阴耗液，用量宜轻，一般以 3g 为宜，不可多用久用。

本品含木脂素类成分、挥发油及痕量马兜铃酸，具有解热镇痛、抗炎、增加心肌收缩力、镇静、抗病原微生物及免疫抑制作用。

紫苏梗

味辛，性温。归肺、脾经。功能发散风寒，理气宽中。

理气宽中：用治气郁所致口腔感觉异常、口疮病、灼口综合征等。常与法半夏、厚朴、茯苓等同用。

本品含挥发油，油中含紫苏醛、紫苏酮、苏烯酮、薄荷酮、薄荷醇、丁香酚等，具有解热、抗炎、抑菌、降血脂、保肝及抗氧化等作用。

生 姜

味辛，性微温。归肺、脾、胃经。功能发散风寒，利水消肿。

发散风寒：用治风寒所致头面疼痛，牙痛等。多与桂枝、葛根等同用。

利水消肿：生姜皮有消肿之功效，适用于唇部血管神经性水肿、肉芽肿性唇炎等。多与冬瓜皮、桑白皮等同用。

本品含挥发油，油中含姜烯及多种姜辣素、姜酚、姜醇等成分，具有解热镇痛、抗炎、免疫抑制、止吐、保护胃黏膜、镇静、抗惊厥、抗氧化及耐缺氧、抗病原微生物等作用。

（二）辛凉疏风散热药

薄 荷

味辛，性凉，归肺、肝经。功能疏散风热，疏肝解郁。

疏散风热：用治风热上攻所致三叉神经痛、慢性唇炎、智齿冠周炎、下颌下腺炎、单纯性疱疹、灼口综合征、牙髓炎、根尖周病。常与蝉蜕、牛蒡子、薄荷等药配伍。

疏肝解郁：用治肝气郁结所致慢性复发性腮腺炎，伴有明显的肿痛、涎液黏稠者。多与薏苡仁同用；流脓不畅者与天花粉、皂角刺等药配伍。

本品含挥发油，油中含薄荷脑、薄荷酮、异薄荷酮等，具有解热、镇痛、镇静、抗病原微生物、解痉、利胆及排石等作用。

柴 胡

味辛、苦，性微寒。归肺、肝、脾、胆经。功能疏风散热，疏肝解郁。

疏风散热：用治风热入侵所致口舌溃烂、口腔颌面部痈肿疮疖、唇部疼痛等。常与黄芩、栀子等配伍。

疏肝解郁：用治肝失疏泄所致口疮病、口腔扁平苔藓、口腔感觉异常、灼口综合征、慢性唇炎及口腔肿瘤等。常与川芎、黄芩、白芍、香附、郁金等配伍。

本品含皂苷类成分、挥发油及多糖、有机酸、植物甾醇及黄酮类等，具有解热、抗炎、抗病毒、免疫调节、保护肝细胞及抗肿瘤等作用。

蝉 蜕

味甘，性寒。归肺、肝经。功能疏散风热，息风止痉。

疏散风热：用治风热外袭所致唇部肿胀、作痒，以及灼口综合征等。

常与薄荷、连翘、荆芥等配伍。

息风止痉：用治风邪入侵所致口腔颌面部痉挛、抽搐等。常与僵蚕、胆南星、天麻、全蝎等配伍。

本品含甲壳质、壳聚糖、蛋白质、组胺、氨基酸及微量元素，具有解热、镇静、抗惊厥、镇痛、平喘、调节免疫、降血脂等作用。

桑　叶

味甘、苦，性寒。归肺、肝经。功能疏散风热，清肝明目。

疏散风热：用治风热上攻所致口疮病、慢性唇炎、舌乳头炎等。多与连翘、薄荷等同用。

清肝明目：用治肝火上扰所致烦热口渴、三叉神经痛等。多与菊花、夏枯草等同用。

本品含黄酮类成分，如芦丁、芸香苷、槲皮素、异槲皮苷等，具有抗炎、抗凝血、降血糖、降血压、抗氧化、抗应激反应及抗疲劳等作用。

菊　花

味甘、苦，性微寒。归肺、肝经。功能疏散风热，清利头目。

疏散风热：用治外感风热所致口舌溃烂、颌面部感染、疮痈肿毒等。多与薄荷、连翘、金银花、甘草等同用。

清利头目：用治肝火上扰所致偏正头痛、眼目赤肿等。常与蝉蜕、生地黄、麦冬等配伍。

本品含挥发油、黄酮类、有机酸类成分，具有抗炎、抑菌、调节免疫、抗心肌缺血及抗氧化等作用。

升　麻

味辛、微甘，性微寒。归肺、脾、胃经。功能清热解毒，散邪解表。

清热解毒：用治胃火炽盛所致牙龈肿痛、口舌生疮、咽肿喉痛等。常与生石膏、生地黄、黄连等药配伍。

散邪解表：用治风热疫毒上攻所致头面红肿、咽喉肿痛等。常与黄芩、板蓝根等同用；治疗痄腮肿痛，多与黄连、连翘、牛蒡子等药配伍。

本品含酚酸类成分，如异阿魏酸及升麻酸A、B、C、D、E，具有解热、抗炎、抑菌、镇痛、抗过敏、降血脂及抗肿瘤等作用。

牛蒡子

味辛、苦，性寒。归肺、胃经。功能疏风散热，清热解毒、透疹。

疏风清热：用治风邪外袭所致流行性腮腺炎、化脓性腮腺炎、下颌下腺炎、腺体肿痛等。常与薄荷、连翘、荆芥等药配伍。

清热解毒：用治温邪入侵所致口腔颌面部感染、口舌溃疡等。常与黄芩、大青叶、连翘等药配伍。

本品含木脂素类、脂肪酸类及挥发油类成分，具有抗病原微生物、调节免疫、降血糖及抗肿瘤作用。

二、清热药

（一）清热泻火药

石　膏

味甘、辛，性大寒。归肺、胃经。功能清热泻火，敛疮消肿。

清热泻火：用治胃火上蒸所致头痛、牙痛、齿龈红肿、肿连腮颊、口渴欲冷饮、口气热臭、大便燥结、苔黄厚、脉洪数等。常与黄连、生地黄、升麻等药配伍。

敛疮消肿：用治脾胃湿热所致白塞综合征、口咽部溃疡、疮口不敛等。常与黄连、黄柏等药配伍。

本品含水硫酸钙及微量的铁与镁，具有解热、降血糖、改善口渴状态等作用。

知　母

味苦、甘，性寒。归肺、胃、肾经。功能清热泻火，生津润燥。

清热泻火：用治胃热伤津所致单纯疱疹、口疮病、口唇反复起疱等。常与石膏、甘草等药配伍。

生津润燥：用治肾阴亏虚，虚火上炎所致牙龈炎、牙周炎、白塞综合征等。常与黄柏、生地黄等药配伍。

本品含皂苷类、黄酮类及多糖、生物碱、有机酸等，具有抗病原微

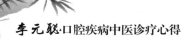

生物、解热、抗炎、降血糖等作用。

天花粉

味甘、微苦,性微寒。归肺、胃经。功能解毒消肿,清热生津。

解毒消肿:用治火毒蕴结所致化脓性腮腺炎、智齿冠周炎、口腔颌面部间隙感染、颌面部疔痈、天疱疮等。多与金银花、白芷、穿山甲等同用。

清热生津:用治胃热伤津所致口干、口渴等。多与天冬、麦冬、生地黄等同用。

本品含蛋白质类、氨基酸及肽类、糖类、甾醇类、脂肪酸类成分,具有抗病毒、抗肿瘤、降血糖等作用。

淡竹叶

味甘、辛、淡,性寒。归心、胃、小肠经。功能清心泻火除烦。

清心泻火除烦:用治心火上炎所致口舌生疮、口渴舌裂等。多与木通、生地黄、甘草等药同用。

本品含三萜类、甾醇类成分,具有抗病原微生物作用。

栀 子

味苦,性寒。归心、肺、三焦经。功能泻火除烦,凉血解毒。

泻火除烦:用治心火郁热所致口腔溃疡、舌痛灼热等。多与黄芩、淡竹叶、柴胡等药同用。

凉血解毒:用治血热妄行所致牙龈肿胀、牙龈出血等。多与连翘、侧柏叶、大黄、大蓟、小蓟等药同用。

本品含环烯醚萜类成分、类胡萝卜素成分、有机酸类及挥发油、多糖、胆碱、多种微量元素等,具有抗病毒、解热、抗炎、镇痛、利胆、保肝等作用。

夏枯草

味辛、苦,性寒。归肝、胆经。功能清泻肝火,散结软坚。

清肝泻火:用治肝郁化火所致口疮病、口腔颌面部疔痈、口腔黏膜下纤维化等。常与菊花、黄芩等配伍。

散结软坚：用治肝气郁结所致瘰疬、颌面部肿块等。常与昆布、玄参、贝母、海藻等配伍。

本品含有机酸类、三萜类、黄酮类、甾类、香豆素、挥发油等成分，具有抗病原微生物、降血压、降血糖、抗肿瘤等作用。

（二）清热燥湿药

黄 芩

味苦，性寒。归肺、胆、脾、大肠、小肠经。功能清热燥湿，清热凉血。

清热燥湿：用治脾胃湿热所致口舌溃烂、痰包、牙周炎、白塞综合征、慢性渗出性唇炎等。常与黄连、法半夏、陈皮、龙胆等药配伍。

清热凉血：用治热盛迫血妄行所致牙龈出血、口内其他组织出血等。常与生地黄、牡丹皮等药配伍。

本品含黄酮类成分，包括黄芩苷、黄芩素、汉黄芩苷、汉黄芩素、黄芩新素等，具有抗病原微生物、解热、抗炎、抗过敏、解毒、保肝、抗肿瘤、抗氧化等作用。

黄 连

味苦，性寒。归心、脾、胃、肝、胆、大肠经。功能清热泻火，解毒疗疮。

清热泻火：用治心火上炎所致牙痛、口臭、失眠、口舌溃烂等。常与石膏、生地黄、升麻、牡丹皮等药配伍。

解毒疗疮：用治火毒壅盛所致口腔颌面部疮疖痈肿及其他感染等。常与金银花、桑叶、淡竹叶等配伍。

本品含生物碱类成分，如小檗碱、黄连碱、甲基黄连碱等，具有抗病原微生物、抗细菌毒素、抗炎、解热、止泻、降血糖等作用。

黄 柏

味苦，性寒。归肾、膀胱经。功能清热解毒，滋阴降火。

清热解毒：用治热毒蕴积所致口腔红肿疼痛、嘴唇红肿溃烂、口腔颌面部疔痈等。多与黄芩、黄连、栀子合用。

滋阴降火：用治虚火上炎所致头昏眩晕、口舌干燥、口舌溃烂、舌痛舌麻等。常与知母、龟甲、白芍配伍。

本品含生物碱类成分，以盐酸小檗碱、盐酸黄檗碱为主，具有抗病原微生物、抗变态反应、降压、抗痛风等作用。

龙胆草

味苦，性寒。归肝、胆经。功能清热燥湿，泻肝降火。

清泻肝胆：用治肝火上炎所致口舌溃烂、口苦、口腔黏膜大疱性疾病、白塞综合征等。常与柴胡、黄芩、栀子等药同用。

本品含裂环烯醚萜苷类、生物碱类成分，具有抗病原微生物、解热、抗炎、保肝、利胆、健胃等作用。

苦　参

味苦，性寒。归心、肝、胃、大肠、膀胱经。功能清热燥湿，祛风止痒。

清热燥湿：用治肝脾胃湿热上蒸所致口舌溃烂、牙龈红肿、齿缝出血等。常与大蓟、小蓟、侧柏叶等配伍。

祛风止痒：用治风邪所致唇肿溃烂作痒，如唇炎、药物过敏性口炎等。常与防风、蝉蜕、石膏等配伍。

本品含生物碱类成分，如苦参碱、氧化苦参碱等，具有抗病原微生物、解热、抗炎、抗变态反应、抗肿瘤等作用。

白鲜皮

味苦，性寒。归脾、胃、膀胱经。功能清热燥湿，祛风止痒。

燥湿止痒：用治湿热郁滞所致口舌糜烂，或焮红作痒者，如血管神经性水肿、带状疱疹、口腔扁平苔藓、药物过敏性口炎、接触性口炎、多形性红斑等。常与防风、黄芩、黄柏、金银花、蝉蜕等药配伍。

本品含萜类成分，如梣酮、黄柏酮等，具有抗病原微生物、抗内毒素、抗炎及免疫抑制、抗肿瘤、保肝等作用。

（三）清热解毒药

金银花

味甘，性寒。归肺、心、胃经。本品甘寒。功能清热解毒，消肿止痛。

清热解毒：用治热毒结聚所致口腔疾病局部表现为红、肿、热、痛者，如牙周炎、牙周脓肿、冠周炎、口腔颌面部感染、口舌溃烂等。多与野菊花、连翘、防风、大青叶、蒲公英等同用。

本品含有机酸类成分，如绿原酸、异绿原酸、咖啡酸等，具有抗病毒、抗细菌及细菌毒素、解热、抗炎、抗氧化、抗过敏及保肝等作用。

连翘

味苦，性微寒。归肺、心、小肠经。功能清热解毒，消肿散结。

清热解毒：用治热毒壅盛所致口舌溃烂、焮红肿痛等。多与金银花、薄荷、防风等药同用。

消肿散结：用治热毒结聚所致口腔颌面部疔痈、瘰疬等。常与金银花、紫花地丁、大青叶、蒲公英、柴胡、昆布等药配伍。

本品含木脂素类成分，如连翘苷、连翘苷元、连翘酯苷、连翘醇苷等，具有抗病原微生物、解热、抗炎、抗氧化、镇吐、保肝及对免疫功能的影响等作用。

大青叶

味苦，性寒。归心、胃经。功能清热解毒，凉血消肿。

清热解毒：用治温热邪毒所致牙龈肿痛、口腔颌面部腺体肿痛、口舌溃烂等。常与金银花、连翘、升麻等药配伍。

凉血消肿：用治火郁热毒所致头面肿胀、牙龈出血者，如唇舌肿胀、痄腮等。常与栀子、生地黄、牡丹皮等配伍。

本品含靛蓝、靛玉红、菘蓝苷 B 等及有机酸、氨基酸等成分，具有抗病原微生物、抗内毒素、解热、抗炎等作用。

板蓝根

味苦，性寒。归心、胃经。功能清热解毒，凉血利咽。

清热解毒：用治时行温热病毒侵袭所致头痛发热、咽喉肿痛、口舌溃烂、痄腮及口腔颌面部痈肿疮毒等。常与黄芩、黄连、牛蒡子等药配伍。

本品含生物碱类成分，如告依春、表告依春等，具有抗病毒、抗内毒素、解热、抗炎等作用。

青　黛

味咸，性寒。归肝经。功能清热解毒。

清热解毒：用治热毒炽盛所致咽喉肿痛、口舌生疮等。常与板蓝根、甘草等同用；若痄腮、瘰疬等肿痛者，多与冰片同用，外敷患处。

本品含靛蓝、靛玉红、青黛酮等，具有抗病原微生物、抗炎、镇痛等作用。

蒲公英

味苦、甘，性寒。归肝、胃经。功能清热解毒，消肿散结。

清热解毒：用治火毒炽盛所致口腔颌面部疔疖疮毒、口疮、智齿冠周炎、化脓性腮腺炎等。常与金银花、紫花地丁、野菊花等药同用。

消肿散结：用治气郁痰结所致瘰疬结核者。常与板蓝根、玄参等配伍。

本品含有机酸类成分，如咖啡酸、绿原酸等，具有抗病原微生物、抗溃疡、保肝及对免疫功能的影响等作用。

紫花地丁

味苦、辛，性寒。归心、肝经。功能清热解毒，凉血消肿。

清热解毒：用治火热毒邪所致口腔颌面部疔疖疮毒、口舌生疮、牙龈肿痛等。常与金银花、蒲公英、野菊花等配伍。

凉血消肿：用治热毒蕴结所致痄腮、瘰疬等。常与大青叶、桑叶、金银花等配伍。

本品含黄酮类及有机酸类成分，具有抗病原微生物、抗炎作用及对免疫系统影响。

野菊花

味苦、辛，性微寒。归心、肝经。功能疏风清热，解毒消肿。

疏风清热：用治风热上攻所致口舌溃烂、咽喉肿痛等。多与蒲公英、金银花等同用。

解毒消肿：用治火毒壅盛所致口腔颌面部疔疮疮毒、局部红、肿、热、痛者。多与夏枯草、连翘、紫花地丁等同用。

本品含黄酮类成分，如蒙花苷、矢车菊苷等，具有抗病原微生物、抗炎等作用。

土茯苓

味甘、淡，性平。归肝、胃经。功能清热解毒，祛风利湿。

清热解毒：用治火毒侵袭所致口腔疾病局部表现为红、肿、热、痛者，如口舌溃烂、疮痈、瘰疬等。常与金银花、甘草等药配伍。

祛风利湿：用治风毒凝结所致唇部湿烂瘙痒、梅毒性舌炎等。多与白鲜皮、茵陈等同用。

本品含黄酮苷类成分，如落新妇苷、异落新妇苷、土茯苓苷 A～E 等，具有抗病原微生物、抗炎、抗胃溃疡等作用。

鱼腥草

味辛，性微寒。归肺经。功能清热解毒，排脓消痈。

清热解毒：用治热毒炽盛所致口舌溃烂，如疱疹性口炎、口疮、口腔扁平苔藓等。多与野菊花、蒲公英、金银花等同用。

排脓消痈：用治湿热蕴结所致口腔颌面部痈肿疮毒。常用鲜鱼腥草捣烂外敷患处。

本品含挥发油、黄酮类、有机酸、蛋白质、氨基酸等成分，具有抗病原微生物、解热、抗炎、抗内毒素、抗过敏及对免疫功能的影响等作用。

半边莲

味辛，性平。归心、小肠、肺经。功能清热解毒，活血消肿。

清热解毒：用治热毒炽盛所致口腔颌面部痈肿疮毒，咽喉肿痛等。多与金银花、蒲公英、野菊花等药配伍。

活血消肿：用治气滞血瘀所致口腔颌面部肿块，如口腔癌术前、术后皆可选用之。

本品含生物碱类成分，如L-山梗菜碱、山梗菜酮碱、山梗菜醇碱等，具有利尿、解毒，及对心血管系统、神经系统的作用。

白花蛇舌草

味微苦、甘，性寒。归胃、大肠、小肠经。功能清热解毒，消痈抗癌。

清热解毒：用治热毒上攻所致口舌溃烂、颌面部痈肿疮毒。多与金银花、连翘、野菊花等同用。

消痈抗癌：用治气血瘀滞所致口腔颌面部各种癌症。

本品含环烯醚萜苷类、三萜类及甾醇、黄酮苷等成分，具有抗病原微生物、抗炎、增强免疫力、抗肿瘤等作用。

（四）清热凉血药

生地黄

味甘，性寒。归心、肝、肾经。功能清热凉血，养阴生津。

清热凉血：用治脾胃蕴热所致身热口干，牙龈红肿出血等。多与玄参、黄连、侧柏叶等合用。

养阴生津：用治热病伤阴所致口干、烦渴多饮、舌绛者。多与麦冬、沙参等药合用。

本品含环烯醚萜苷类成分，如梓醇、益母草苷等，具有增强免疫力、促进生血、降血糖、抗肿瘤、降压、止血或促进造血等作用。

玄　参

味甘、苦、咸，性微寒。归肺、胃、肾经。功能滋阴清热，降火解毒。

滋阴清热：用治温邪伤津所致口干、口渴、便结等。常与生地黄、天冬、连翘等药配伍。

降火解毒：用治热毒内盛所致口舌溃烂、肿痛、瘰疬痰核等。常与金银花、连翘、蒲公英等配伍。

本品含环烯醚萜类成分，如哈巴苷、哈巴俄苷、玄参苷等，具有解热、抗炎、抗血小板聚集、镇痛、保肝等作用。

牡丹皮

味苦、辛，性微寒。归心、肝、肾经。功能清热凉血，活血化瘀。

清热凉血：用治火热上炎所致口舌溃烂、牙龈出血等。常与生地黄、玄参、栀子、柴胡等配伍。

活血化瘀：用治气滞血瘀所致口腔颌面部肿块、口腔黏膜下纤维化等。常与桃仁、川芎、桂枝等药配伍。

本品含酚类成分，如丹皮酚，具有抗炎、镇痛、抗肿瘤、保肝及对心血管和免疫系统的影响等作用。

赤 芍

味苦，性微寒。归肝经。功能清热凉血，祛瘀止痛。

清热凉血：用治火热炽盛，迫血妄行所致口腔及牙龈出血者。常与生地黄、牡丹皮、侧柏叶等药配伍。

祛瘀止痛：用治瘀血阻滞所致口腔颌面部肿块，疮痈疼痛者。常与当归、丹参、桃仁、红花、贝母等药配伍。

本品含单萜苷类成分，如芍药苷、氧化芍药苷、苯甲酰芍药苷等，具有抗内毒素、抗血栓形成、抗血小板聚集、抗凝血、激活纤溶、保肝、解痉等作用。

紫 草

味甘、咸，性寒。归心、肝经。功能清热凉血，解毒疗疮。

清热凉血：用治火热上攻所致口舌溃烂，牙龈出血。常与生地黄、金银花、连翘、蒲公英等药同用。

解毒疗疮：用治热毒炽盛所致口腔颌面部痈肿疮毒，以及痈肿溃后难愈者。常与当归、白芷、金银花等药同用。

本品含羟基萘醌类化合物，如 β-二甲基丙烯酰阿卡宁、乙酰紫草素、去氧紫草素、紫草素等，具有抗病原微生物、抗炎、保肝、抗肿瘤等作用。

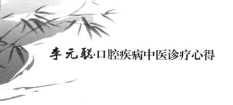

水牛角

味苦，性寒。归心、肝经。功能清热凉血。

清热凉血：用治热毒炽盛所致口舌溃烂、咽喉肿痛、牙龈出血，以及颌面部痈肿疮毒等。常与生地黄、牡丹皮、赤芍等药配伍。

本品含胆甾醇、肽类、角纤维，以及丝氨酸、甘氨酸、丙氨酸等多种氨基酸，具有解热、抗内毒素、抗感染、镇静、降压等作用。

三、泻下药

（一）苦寒攻下药

大　黄

味苦，性寒。归脾、胃、大肠、心包、肝经。功能泻火解毒，活血消肿。

泻火解毒：用治火热蕴结所致口舌溃烂、牙龈肿痛、牙龈出血、颌面部疔疮痈肿等，伴大便秘结者。多与牡丹皮、黄芩等药同用。

活血消肿：用治气血凝滞或口腔颌面损伤所致口腔痛证，局部瘀滞肿胀者。多与当归、桃仁、红花等药同用。

本品泻下攻积作用强，凡年老体虚、无实热积滞者慎用。

本品含大黄素、大黄酚及挥发油等，具有泻下、抗病原微生物、抗溃疡、抗纤维化、降脂等作用。

芒　硝

味辛、咸、苦，性大寒。归胃、大肠、三焦经。功能泻火解毒。

泻火解毒：用治火毒上攻或心脾积热所致口舌溃烂、重舌、木舌、咽喉肿痛等，伴大便秘结者。多与石膏、黄连等药同用。

本品泻下作用强烈，易伤正气，败脾胃。胃肠无实热燥湿，正气不足，脾胃虚弱者慎用。

本品含水硫酸钠，具有泻下、抗炎等作用。

（二）润下药

火麻仁

味甘，性平。归脾、胃、大肠经。功能润肠通便。

润肠通便：用治胃肠燥热所致牙髓病、根尖周病、牙龈炎、牙周病、口疮病等，伴大便秘结者。多与白芍、大黄、厚朴、枳实等配伍。多用于老年人及体虚便秘者。

本品含生物碱类成分，如胡芦巴碱、甜菜碱、胆碱等，具有缓泻、降脂、抗动脉粥样硬化及抗氧化等作用。

郁李仁

味辛、苦、甘，性平。归脾、大肠、小肠经。功能润肠通便，利水消肿。

润肠通便：与火麻仁相同，常相互为用。

利水消肿：用于口腔颌面部疾病局部肿胀明显者。

本品含黄酮类成分，如阿弗则林、山柰苷、郁李仁苷等，具有促进排便及抗炎、镇痛作用。

四、祛湿药

（一）芳香化湿药

广藿香

味辛，性微温。归脾、胃、肺经。功能行气化湿，化浊辟秽。

行气化湿：用治肝郁脾虚湿困之口疮病；脾胃湿热之慢性唇炎等，伴肋胁胀痛、舌苔白滑腻者。多与制香附、陈皮等药同用。

化浊辟秽：用治湿热秽浊所致发热口渴、口舌溃烂、苔黄而腻者。多与黄芩、茵陈、滑石等药同用。

本品含挥发油，油中含百秋李醇、广藿香醇、西车烯等，具有抑菌、钙拮抗、调节胃肠功能、抗炎及镇痛等作用。

厚 朴

味辛、苦，性温。归脾、胃、肺、大肠经。功能燥湿化痰。

燥湿化痰：用治痰湿上泛所致口腔疾病局部肿胀渗出明显者，如慢性唇炎、黏液性囊肿、接触性唇炎等。多与苍术、陈皮等药同用。

本品含厚朴酚、和厚朴酚等酚性成分，具有调节胃肠功能、抗病原微生物、抗炎、镇痛、抗溃疡等作用。

砂 仁

味辛，性温。归脾、胃、肾经。功能行气化湿。

行气化湿：用治脾虚湿困所致口腔疾病，伴脘腹胀满、不思饮食者。多与茯苓、制香附、白术等药同用。

本品含挥发油，如乙酸龙脑酯、樟脑、樟烯、柠檬烯等，具有增强胃动力、抗胃溃疡、利胆、止泻等调节胃肠的功能，以及抗炎、镇痛、降糖等作用。

（二）健脾运湿药

茯 苓

味甘、淡，性平。归心、肺、脾、肾经。功能健脾渗湿，宁心安神。

健脾渗湿：用治脾虚水湿泛溢所致口腔疾病，如口疮病、单纯性疱疹、白塞综合征、白色念珠菌感染、慢性唇炎等。常与白术、泽泻等配伍。

宁心安神：用治脾气虚弱所致口腔疾病，伴惊悸、失眠者。常与远志、柏子仁、酸枣仁等配伍。

本品含多糖类、三萜类、甾醇类及蛋白质、脂肪、卵磷脂、腺嘌呤等成分，具有调节免疫、利尿、抗肿瘤及预防肝、胃损伤等作用。

薏苡仁

味甘、淡，性凉。归脾、胃、肺经。功能健脾利湿，解毒散结。

健脾利湿：用治脾虚湿盛所致口腔疾病，局部肿胀渗出明显者。多与茯苓合用。

解毒散结：用治湿热上蒸所致口腔疾病，局部肿胀疼痛明显者，如颌面部肿瘤、口腔癌术后等。常与夏枯草、金银花等配伍。

本品含脂类成分，如甘油三油酸酯、α-单油酸甘油酯等，具有调节胃肠功能、抗肿瘤、降糖、镇痛等作用。

（三）利水渗湿药

泽泻

味甘、淡，性寒。归肾、膀胱经。功能利水渗湿。

利水渗湿：用治脾虚湿困所致口腔疾病，如口疮病、单纯性疱疹、白塞综合征、白色念珠菌感染、慢性唇炎等。常与白术、茯苓等配伍；如湿热下注所致的外阴溃烂者，常与龙胆草、车前子相伍。

本品含四环三萜酮醇类成分，如泽泻醇 A、B、C，泽泻醇 A 乙酸酯，23-乙酰泽泻醇 B 等，具有抗肾结石形成、调脂、降糖、扩血管、抗肝损伤等作用。

车前草

味甘，性寒。归膀胱、肺、胃经。功能清热利湿，解毒消肿。

清热利湿：用治湿热上蒸所致口腔疾病，如口疮病、单纯性疱疹、白塞综合征、白色念珠菌感染等。常与黄芩、菊花等配伍。

解毒消肿：用治热毒炽盛所致口腔颌面部痈肿疮毒、痄腮等。常与夏枯草、金银花等配伍。

本品含苯丙苷类，如车前草苷、去鼠李糖异丁香酚苷、去鼠李糖洋丁香酚苷等，具有利尿、镇咳、平喘、祛痰、缓泻、抗病原微生物及调节免疫功能等作用。

滑石

味甘、淡，性寒。归膀胱、肺、胃经。功能利湿清热。

利湿清热：用治湿热上泛所致口腔疾病，如口舌生疮、慢性唇炎、单纯性疱疹、局部糜烂渗出、红肿痒痛、小便不利等。常与车前子、黄芩等药配伍。

本品含硅酸镁等成分，具有抑菌及吸附、收敛、保护胃肠黏膜与皮

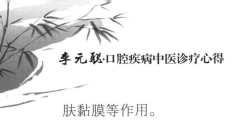

肤黏膜等作用。

木　通

味苦，性寒。归心、小肠、膀胱经。功能清热利湿。

清热利湿：用治心火上炎所致口舌生疮，舌部沟裂、心烦口渴等。常与生地黄、甘草、淡竹叶等配伍。

本品含三萜及其苷类成分，如常春藤皂苷元、齐墩果酸、木通皂苷、白桦脂醇等，具有利尿、抗炎、抑菌等作用。

茵　陈

味苦、辛，性微寒。归脾、胃、肝、胆经。功能利湿清热，燥湿祛风。

利湿清热：用治湿热熏蒸所致口舌溃烂、口渴舌红者。常与栀子、大黄、黄连等配伍。

燥湿祛风：用治风湿凝聚肌肤所致口腔颌面部疖疮痛痒者。常与黄柏、苦参等配伍。

本品含香豆素类成分，如东莨菪素等，具有抗肝损伤、利胆、抗病原微生物、抗肿瘤、解热、镇痛等作用。

虎　杖

味苦，性寒。归肝、肺、胆经。功能利湿清热，解毒消肿。

利湿清热：用治湿热上蒸所致口舌溃烂、口渴身热者。常与茵陈、栀子等配伍。

解毒消肿：用治热毒蕴结所致口腔颌面部痈肿疮毒、局部红肿疼痛者。常与金银花、黄芩等配伍。

本品含游离蒽醌及蒽醌苷类成分，如大黄素、大黄素甲醚、大黄酚等，具有抗肝损伤、调脂、抗氧化、抗病原微生物、抗肿瘤、降糖等作用。

五、温里药

附　子

味辛、甘，性大热。归心、肾、脾经。功能温肾助阳。

温肾助阳：用治脾肾阳虚所致口腔疾病，如口疮病、白塞病、口腔癌术后，伴脘腹冷痛、大便溏泻者。常与人参、白术、干姜等配伍。

本品含双酯型生物碱，如乌头碱、新乌头碱、次乌头碱、去甲乌头碱、去甲猪毛菜碱，具有强心、扩张血管、镇痛、抗炎、抗溃疡、抗休克等作用。

干 姜

味辛，性热。归心、胃、脾、肾、肺经。功能温中散寒。

温中散寒：用治脾胃虚寒所致口舌生疮、好吐涎液者。常与人参、白术等配伍。

本品含挥发油，油中含6-姜辣素、α-姜烯等，具有抗胃溃疡、调节胃肠运动、利胆、镇吐、镇静、镇痛、抗炎等作用。

肉 桂

味辛、甘，性大热。归心、肾、脾、肝经。功能温肾助阳，散寒止痛。

温肾助阳：用治肾虚骨弱所致颌骨骨髓炎、口腔黏膜白斑病等。多与熟地黄、山茱萸等药同用。

散寒止痛：用治脾胃虚寒所致口舌生疮、口腔黏膜下纤维化等。多与当归、制香附、川芎等药同用。

本品含挥发油，油中含桂皮醛、乙酸桂皮醛、桂皮酸乙酯、肉桂酸等，具有抗消化性溃疡、止泻、利胆、降糖、镇痛、抑菌及抗肿瘤等作用。

荜 茇

味辛，性热，归胃、大肠经。功能散寒止痛。

散寒止痛：用治寒邪侵袭所致牙齿疼痛者。常与防风、细辛、川芎、白术等配伍。

本品含胡椒碱、四氢胡椒碱、几内亚胡椒碱、胡椒次碱、胡椒新碱等生物碱类成分，具有调节胃肠运动、抗胃溃疡、降血脂、抗动脉粥样硬化等作用。

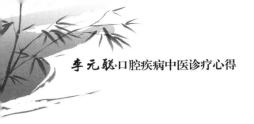

六、理气药

陈 皮

味辛、苦，性温。归脾、肺经。功能行气健脾，燥湿化痰。

行气健脾：用治寒湿积滞、脾失健运所致口腔疾病兼有脘腹胀满者。多与厚朴、甘草合用。

燥湿化痰：用治痰湿积聚所致口腔疾病，如口腔颌面部各种囊肿、口腔黏膜下纤维化、口腔白斑等。多与半夏、茯苓、甘草合用。

本品含黄酮类成分，如橙皮苷、川陈皮素、新陈皮苷、橘皮素、二氢川陈皮素等，具有调节胃肠运动、抗过敏、祛痰、平喘、抗肿瘤、抗炎、抗氧化等作用。

枳 壳

味苦、辛、酸，性微寒。归脾、胃经。功能宽中理气消痞。

宽中理气消痞：用治痰湿积聚所致口腔疾病伴胸胁疼痛、脘腹胀满者。常与陈皮、半夏配伍。

本品含黄酮类成分，如柚皮苷、橙皮苷、新陈皮苷、柚皮芸香苷等，具有调节胃肠功能与心血管系统的作用。

香 附

味辛、微苦、微甘，性平。归肝、脾、三焦经。功能疏肝开郁，理气止痛。

疏肝开郁：用治情志郁结所致口腔颌面部包块、口腔扁平苔藓等。常与柴胡、枳壳同用。

理气止痛：用治肝气郁滞所致口腔疾病，如灼口综合征、口腔白斑、口腔黏膜下纤维化等，多与川芎、郁金、当归合用。

本品含挥发油、油中含香附烯、β-芹子烯、α-香附酮、β-香附酮、广藿香酮等，具有镇痛、抗炎、解热等作用。

七、止血药

（一）凉血止血药

侧柏叶

味苦、涩，性寒。归肺、肝、脾经。功能凉血止血。

凉血止血：用治肺胃积热上攻所致口腔黏膜、舌部出血，牙龈出血等。多与生地黄、白茅根合用。

本品含挥发油，油中含 α-侧柏酮、侧柏烯、小茴香酮等，具有镇静、祛痰作用，对多种细菌或病毒有抑制作用。

白茅根

味甘，性寒。归肺、胃、膀胱经。功能凉血止血。

凉血止血：用治胃热上攻所致口腔黏膜、舌部出血、牙龈出血等。多与生地黄、大蓟、小蓟等合用。

本品含葡萄糖、蔗糖、果糖、木糖等以及淀粉、酸类、三萜类、5-羟色胺、类胡萝卜素及叶绿素、维生素等，具有利尿、止血及对痢疾杆菌的抑制作用。

（二）化瘀止血药

三 七

味甘、微苦，性温。归肝、胃经。功能散瘀止血，消肿定痛。

散瘀止血：用治气滞血瘀所致口腔各种出血。如口腔黏膜出血、牙龈出血以及外伤性出血等。多与白茅根、龙骨、血竭等合用。

消肿定痛：用治气滞血瘀所致口腔颌面部肿块、各种肿胀疼痛、口腔黏膜下纤维化等。多与延胡索、川芎、郁金等活血行气药合用。

本品含皂苷，如人参皂苷 Rb_1、Rg_1、Rg_2 等，具有增加冠状动脉流量、降低心肌耗氧量以及抗炎、镇痛、镇静、降血糖、增强免疫力等作用。

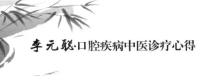

蒲　黄

味甘，性平。归肝、心包经。功能清热止血，化瘀止痛。

清热止血：用治湿热上蒸所致口腔黏膜、舌部出血、牙龈出血。常与生地黄、青黛合用。

化瘀止痛：用治气滞血瘀所致口腔各种疼痛，如外伤、肿块及灼口综合征等。常与当归、赤芍合用。

本品含异鼠李素、槲皮素等黄酮类、香蒲甾醇、β-谷甾醇等，具有抗血栓形成、止血、抗心肌缺血、抗脑缺血及调脂等作用。

（三）收敛止血药

仙鹤草

味苦、涩，性平。归肺、肝、脾经。功能收敛止血，解毒消肿。

收敛止血：用治胃热上攻所致口腔黏膜、舌部出血、牙龈出血。多与侧柏叶、黄连合用。

解毒消肿：用治湿热火毒结聚所致口腔颌面部疮疖痈肿。多与金银花、蒲公英合用。

本品含仙鹤草素、仙鹤草内酯、鞣质、甾醇、有机酸、酚性成分、皂苷等，具有止血、抗菌、抗炎及抗寄生虫等作用。

白　及

味苦、甘、涩，性微寒。归肺、胃、肝经。功能收敛止血，消肿生肌。

收敛止血：用治血热妄行所致齿衄、唇炎、舌炎伴有糜烂出血者。常与生地黄、侧柏叶等配伍。

消肿生肌：用治湿热火毒所致口腔颌面部疮疖痈肿。常与金银花、皂角刺等配伍。

本品含联苄类、二氢菲类、双菲醚类、蒽醌类等成分，具有止血、促进伤口愈合、抗胃溃疡、抑菌、抗菌等作用。

八、活血药

（一）活血止痛药

川 芎

味辛，性温。归肝、胆、心包经。功能行气开郁，活血止痛。

行气开郁：用治肝气郁结，肝失调达所致口腔疾病，如口腔感觉异常、灼口综合征等。常与柴胡、枳壳、香附等配伍。

活血止痛：用治血瘀气滞所致口腔疾病，如三叉神经痛、颞下颌关节痛，颌面肿瘤所引起疼痛等。多与当归、白芷、桃仁、红花等配伍。

本品含内酯类成分，如当归内酯、藁本内酯等，具有抗心肌缺血、改善血液流变性、抗脑缺血、解热镇静、镇痛等作用。

郁 金

味辛、苦，性寒。归肝、胆、心、肺经。功能行气解郁，凉血清热。

行气解郁：用治肝郁气滞、精神抑郁所致口腔疾病，如灼口综合征、口腔感觉异常，也可治肝经实火所致三叉神经痛。常与柴胡、香附等药配伍。

凉血清热：用治血热伤络所致口腔黏膜、舌部出血、牙龈出血等。多与生地黄、侧柏叶等配伍。

本品含莰烯、樟脑、倍半萜烯等挥发油，具有保肝、利胆、抗菌、降低全血黏度、抑制血小板聚集等作用。

乳 香

味辛、苦，性温。归心、肝、脾经。功能和血止痛，解毒疗疮。

和血止痛：用治气滞血瘀所致口腔肿块硬结、组织增生以及外伤局部肿痛等。常与桃仁、红花、莪术等药配伍。

解毒疗疮：用治热毒聚结所致口腔颌面部痈肿疮疡、局部红肿疼痛者。多与金银花、皂角刺、白芷等药配伍。

本品含游离 α-乳香脂酸、β-乳香脂酸，以及阿魏酸和苦味质、挥发油，具有镇痛、抗炎消肿、抗菌、抗氧化、抗肿瘤及降低血小板黏附性等作用。

没　药

味辛、苦，性平。归心、肝、脾经。功能散血祛瘀止痛。

适用范围与乳香基本相同，两者常相互配伍，起协同作用。

本品含没药树脂、树胶、没药酸、甲酸、乙酸及氧化酶，具有保肝、降脂、镇痛、抗肿瘤、抗菌及抗炎等作用。

（二）活血通络药

丹　参

味苦，性微寒。归心、肝经。功能活血化瘀，行瘀消肿。

活血化瘀：用治气血瘀滞所致口腔颌面部各种包块硬结、组织增生变性，如颌面部肿瘤、口腔黏膜下纤维化、口腔白斑等。多与当归、乳香、没药等合用。

行瘀消肿：用治血热壅滞所致口腔颌面部疮疖肿毒、局部红、肿、疼痛者。多与金银花、连翘等合用。

本品含丹参酮、丹参新酮、丹参醇、丹参酚、丹参醛等脂溶性成分，具有抗心律失常、扩张血管、降低血压、改善微循环、降低血液黏度，抑制血小板聚集，以及护肝、镇静、镇痛、抗炎、抗过敏及抗肿瘤等作用。

红　花

味辛，性温。归心、肝经。功能活血通络，和血止痛。

活血通络：用治瘀血内结所致口腔包块硬结、组织变性、口腔黏膜下纤维化等。常与当归、穿山甲、牡蛎等药配伍。

和血止痛：用治瘀血阻滞所致口腔颌面部疼痛者，如颌面外伤、颞下颌关节疼痛等。常与桃仁、当归等药配伍。

本品含红花黄色素及红花苷，具有扩张血管、降低冠状动脉阻力、增加冠状动脉血流量、提高心肌血流量、抗凝血及抗血栓形成等作用。

桃 仁

味苦、甘，性平。归心、肝、大肠经。功能活血祛瘀，润肠通便。

活血祛瘀：用治瘀血结聚所致口腔颌面部肿块硬结。常与红花、当归、丹参等配伍。

润肠通便：用治口腔疾病年老体衰、血虚津亏所致大便干结者。多与生地黄、麻仁、当归合用。

本品含苦杏仁苷、苦杏仁酶、挥发油、脂肪油，具有抗血栓形成、抗凝血及抗心肌缺血等作用。

（三）活血破血药

莪 术

味辛、苦，性温。归肝、脾经。功能行气破血，消痰散结。

行气破血：用治气滞血瘀所致口腔颌面部肿块硬结、组织变性，如颌面部肿瘤、口腔黏膜下纤维化等。常与苏木、三棱、红花等配伍。

消痰散结：用治痰气郁结所致口腔颌面部瘿瘤、瘰疬等。常与昆布、海藻、夏枯草等配伍。

本品含挥发油，油中含有 α-蒎烯、β-蒎烯、樟脑、1,8-桉叶醇、龙脑、莪术醇、异莪术烯醇等，具有抗肿瘤、抗菌及抗炎作用。

三 棱

味苦、辛，性平。归肝、脾经。功能破血行气，消积止痛。

适用范围与莪术基本相同，两者常相互配伍，起协同作用。

本品含挥发油，油中含苯乙醇、对苯二酚、棕榈酸、去茎木香内酯等及多种有机酸，具有抗血栓作用。

九、化痰药

（一）温化寒痰药

半 夏

味辛，性温；有毒。归脾、胃、肺经。功能燥湿化痰，消痞散结。

燥湿化痰：用治脾不化湿所致口腔疾病，如口眼㖞斜、舌麻舌痛等。多与天麻、僵蚕合用。

消痞散结：用治痰饮凝聚所致口腔颌面部痈肿疮疡、颌面部肿块等。多与陈皮、竹茹、桔梗合用。

本品含挥发油、少量脂肪、淀粉、生物碱、黏液质、氨基酸、β-谷甾醇、胆碱等，具有镇咳和抑制腺体分泌等作用。

昆　布

味咸，性寒。归肝、胃、肾经。功能消痰散结，清热软坚。

消痰散结：用治痰湿凝滞所致口腔颌面部结块、口腔黏膜组织变性，如口腔黏膜下纤维化、口腔白斑等。常与海藻、当归、半夏等配伍。

清热软坚：用治痰火郁结所致颌下瘰疬结核者。常与海藻、陈皮等配伍。

本品含多糖类成分藻胶酸及昆布素、甘露醇、无机盐、维生素C、蛋白质、脯氨酸等氨基酸，具有改善甲状腺功能、抑菌及降压等作用。

海　藻

味苦、咸，性寒。归肝、胃、肾经。功能消痰散结。

适用范围与昆布基本相同，两者常相互配伍，起协同作用。

本品含藻胶酸、马尾藻多糖、粗蛋白、甘露醇以及钾、碘，具有改善甲状腺功能、抗凝、降血脂、抑菌及降压等作用。

胆南星

味苦、微辛，性凉。归肺、肝、脾经。功能清热化痰，散结消肿。

清热化痰：用治热痰凝聚所致口腔疾病，如口眼㖞斜、面肌抽搐等。多与天麻、全蝎合用。

散结消肿：用治口腔颌面部痈肿疮疖、肿瘤等，常用生南星捣烂，醋调外敷。

本品含多种生物碱和环二肽类化合物成分，以及多种氨基酸和微量元素，具有抗惊厥、镇静、镇痛、祛痰、抗肿瘤及抗氧化等作用。

皂角刺

味辛，性温。归肝、胃经。功能托毒排脓。

托毒排脓：用治热毒壅盛所致头面部痈疮初起，或脓成不溃者。多与金银花、蒲公英等合用。

本品含黄酮苷、酚类、氨基酸，具有抑菌及抗癌等作用。

（二）清化热痰药

浙贝母

味苦，性寒。归肺、心经。功能清热化痰，散结消肿。

清热化痰：用治痰热互结所致口腔颌面部痈肿疮疖。常与黄芩、蒲公英、天花粉等配伍。

散结消肿：用治痰热郁滞所致口腔颌面部瘰疬痰核，口腔颌面部硬结，口腔黏膜下纤维化等。常与煅牡蛎、玄参等配伍。

本品含浙贝母碱、去氢浙贝母碱、贝母醇、贝母丁碱、贝母芬碱、贝母辛碱和贝母替定碱等，具有镇咳、解痉、镇痛、降压等作用。

桔　梗

味苦、辛，性平。归肺经。功能清热祛痰，消肿散结。

清热祛痰：用治痰热互结所致口舌溃烂、咽喉肿痛、咳嗽、口渴等。常与板蓝根、桑叶、金银花、牛蒡子等配伍。

消肿散结：用治痰毒结聚所致口腔颌面部疮肿初起、红肿疼痛等。常与柴胡、荆芥、防风等配伍。

本品含皂苷，具有祛痰、镇咳、降血糖、抗炎、抑制胃液分泌和抗溃疡等作用。

十、养心安神药

酸枣仁

味甘、酸，性平。归心、肝、胆经。功能养心安神，敛阴止汗。

养心安神：用治口腔疾病，伴心悸失眠、虚烦神疲者。常与茯苓、知母、黄芪等配伍。

敛阴止汗：用治口腔疾病，伴自汗、盗汗者。常与牡蛎、浮小麦、五味子等配伍。

本品含多量脂肪油和蛋白质，具有镇静、催眠、镇痛、抗惊厥、降温、降压等作用。

柏子仁

味甘，性平。归心、肾、大肠经。功能养心安神，益阴止汗。

养心安神：用治血不养心所致口腔疾病，伴虚烦不寐者。常与酸枣仁、五味子、当归等配伍。

益阴止汗：用治气阴不足所致口腔疾病，伴自汗、盗汗者。常与人参、白术、牡蛎等配伍。

本品含脂肪油、挥发油、皂苷等，具有镇静、抗惊厥等作用。

灵　芝

味甘，性平。归心、肺、肝、肾经。功能养心安神。

养心安神：用治口腔疾病，伴心神不安、失眠健忘、年老体弱、神疲乏力、食少便溏者。多与当归、白芍、酸枣仁等药同用。

本品含氨基酸、多肽及蛋白质等，具有抗惊厥、镇静、镇痛、强心、降压、抗肿瘤、护肝、增强免疫力等作用。

合欢皮

味甘，性平。归心、肝、肺经。功能解郁安神。

解郁安神：用治口腔疾病，伴精神抑郁、心神不安、虚烦失眠者。常与柏子仁、郁金、夜交藤等配伍。

本品含皂苷、鞣质等，具有镇静、抗过敏、抗肿瘤等作用。

十一、息风止痉药

天　麻

味甘，性平。归肝经。功能养肝息风，平抑肝阳。

养肝息风：用治风痰上扰所致头痛眩晕、面肌抽搐等。常与全蝎、胆南星、僵蚕等配伍。

平抑肝阳：用治肝阳上扰所致面痛、舌麻舌痛等。常与钩藤、生地黄、牛膝等配伍。

本品含天麻素，具有镇静、抗惊厥、消炎、增强免疫力等作用。

地 龙

味咸，性寒。归肝、肺、肾经。功能清热定惊，祛风通络。

清热定惊：用治痰热上扰所致头面部痉挛抽搐、口眼㖞斜者。常与全蝎、钩藤、石膏等配伍。

祛风通络：用治风寒湿邪所致颞下颌关节疼痛、活动受限者。常与桑枝、赤芍等配伍。

本品含蚯蚓解热碱、蚯蚓素、蚯蚓毒素，具有抗凝、降压及抑菌等作用。

全 蝎

味辛，性平；有毒。归肝经。功能息风止痉，解毒散结。

息风止痉：用治风痰侵袭所致面肌痉挛抽搐、口眼㖞斜者。常与胆南星、僵蚕、白附子等配伍。

解毒散结：用治火毒结聚所致口腔颌面部疮痈、口腔颌面肿瘤肿胀疼痛、颌下瘰疬结核等。常与穿山甲、昆布、海藻、夏枯草等配伍。

本品含蝎毒，系一种类似蛇毒神经毒的蛋白质，具有抗惊厥、降压及抗肿瘤等作用。

蜈 蚣

味辛，性温；有毒。归肝经。功能息风解痉，散结消肿。

息风解痉：用治痰火上扰所致口眼㖞斜、面肌痉挛抽搐者。常与胆南星、半夏、白芷等配伍。

散结消肿：用治火毒凝聚所致口腔颌面部疔痛疮疖、局部红肿坚硬疼痛、颌面部癌肿疼痛等。常与生地黄、当归、黄芩、防风等配伍。

本品含两种类似蜂毒的有毒成分，即组胺样物质及溶血性蛋白质，具有抗肿瘤、止痉、抗真菌、增强免疫功能等作用。

僵 蚕

味咸、辛，性平。归肝、肺、胃经。功能息风止痉，消痰散结。

息风止痉：用治风邪内扰所致口眼㖞斜、面肌痉挛抽搐以及口舌麻木疼痛者。常与全蝎、白附子等配伍。

消痰散结：用治痰凝气滞所致口腔颌面部痈肿结块、颌下瘰疬等。常与昆布、牡蛎等配伍。

本品含蛋白质、草酸铵及其他17种氨基酸，具有抗惊厥、镇静、催眠等作用。

钩 藤

味甘，性微寒。归肝、心包经。功能息风止痉，平肝清热。

息风止痉：用治心肝火热上扰所致面肌痉挛抽搐者。常与石膏、栀子、黄芩等配伍。

平肝清热：用治肝阳上亢所致头晕目眩、头痛、口干口苦、面痛者。常与桑叶、菊花、地龙等配伍。

本品含钩藤碱、异钩藤碱、柯诺辛因碱、异柯诺辛因碱等，具有镇静、降压、抗惊厥等作用。

十二、补益药

（一）补气药

人 参

味甘、微苦，性微温。归脾、肺经。功能大补元气，生津止渴。

大补元气：用治元气虚衰所致口腔疾病，如萎缩性舌炎、口腔黏膜下纤维化、黏膜萎缩，口腔外伤后及口腔癌术后等，伴精神疲倦、四肢乏力、舌淡、脉弱时。常与黄芪、白术等配伍。

生津止渴：用治气阴亏损所致口干症、干燥综合征、口渴多汗者。常与麦冬、石斛、五味子等配伍。

本品含三萜皂苷类成分，以及人参炔类等，具有增强免疫力及非特异性抵抗力、降血糖、延缓衰老、抗骨质疏松、抗肿瘤等作用。

党　参

味甘，性平。归脾、肺经。功能补脾益气，养血生津。

补脾益气：用治脾气虚弱所致口腔疾病，如复发性口腔溃疡、口角炎、萎缩性舌炎等，伴面色无华、舌淡、脉细等。常与柴胡、黄芪、白术等配伍。

养血生津：用治气虚血少所致口腔疾病，如肿瘤患者术后伴短气懒言、口渴、面黄、头昏头痛等。常与当归、白芍等配伍。

本品含皂苷、微量生物碱、蔗糖、葡萄糖、菊糖、淀粉、黏液及树脂等，具有增强免疫力、改善肺及胃肠功能、抗缺氧、抗疲劳、降血糖及调节血脂等作用。

黄　芪

味甘，性微温。归脾、肺经。功能补气升阳，托毒生肌。

补气升阳：用治脾胃气虚所致口舌溃烂、舌面光无苔、面瘫，伴短气倦怠、食少懒言者。常与党参、柴胡等配伍。

托毒生肌：用治口腔颌面部痈肿疮疖，溃破日久不生肌敛口者。常与当归、穿山甲、皂角刺等配伍。

本品含三萜皂苷类成分，如黄酮类毛蕊异黄酮以及多糖、氨基酸等，具有提高免疫力和机体非特异性抵抗力、促进肠胃运动、抗肝损伤、降血糖、降血脂、降血压等作用。

白　术

味甘、苦，性温。归脾、胃经。功能补脾益气，健脾祛湿。

补脾益气：用治脾胃气虚所致口腔疾病，如口腔溃疡、肿瘤患者术后等。常与党参、黄芪等配伍。

健脾祛湿：用治脾虚湿聚所致口腔各种水肿、疼痛伴倦怠乏力、头晕目眩者。常与茯苓、党参等配伍。

本品含挥发油，油中含苍术醇、苍术酮等，具有促进肠胃运动、提高免疫功能及利尿等作用。

山 药

味甘，性平。归脾、肺、肾经。功能补脾益气，养阴生津。

补脾益气：用治脾胃气虚所致口舌溃烂、唇炎、口角炎，伴倦怠少气、不思饮食者。常与党参、白术等配伍。

养阴生津：用治气阴耗伤所致口干、口渴者。常与黄芪、知母、天花粉等配伍。

本品含皂苷、黏液质、胆碱、淀粉、蛋白质与多种氨基酸、多种微量元素及甾醇类等成分，具有降血糖、增强消化、增强免疫功能以及抗氧化活性和降脂作用。

大 枣

味甘，性温。归脾、胃经。功能补脾益气，养血安神。

补脾益气：用治脾虚气弱所致口腔疾病，伴食少倦怠、泄泻者。常与党参、白术等配伍。

养血安神：用治心血不足、心神失养所致口腔疾病，如口腔溃疡、灼口综合征伴失眠多梦者，常与酸枣仁、远志、茯神等配伍。

本品含三萜酸、皂苷、生物碱、黄酮、多糖、氨基酸及微量元素等，具有增强免疫功能作用。

甘 草

味甘，性平。归心、肺、脾、胃经。功能补脾益气，清热解毒，协调药性。

补脾益气：用治脾胃气虚所致口腔疾病，伴短气倦怠、四肢无力者。常与党参、白术、茯苓等配伍。

清热解毒：用治热毒结聚所致口腔颌面部疮疡肿毒、口烂咽痛者。常与金银花、连翘等配伍。

协调药性：在复方中为佐使药，以缓和药性，解诸药毒，协调诸药。

本品含三萜皂苷、黄酮、香豆素、生物碱及多糖成分，具有抗消化道溃疡、调整胃肠运动、抗肝损伤、增强免疫力、抗病毒、抗菌及解毒等作用。

（二）补阳药

杜 仲

味甘，性温。归肝、肾经。功能补肝益肾，强筋壮骨。

补肝益肾：用治肾虚骨弱所致口腔疾病，如龋病、牙龈病、牙周炎、颌骨骨髓炎等。常与枸杞子、菟丝子等药配伍。

强筋壮骨：用治肾阳亏虚、风寒湿邪侵袭所致颞下颌关节疾病。常与桑寄生、牛膝、当归等配伍。

本品含木脂素类成分松脂醇二葡萄糖苷、杜仲树脂醇双吡喃葡萄糖苷等，具有降血压、健骨、抗疲劳及增强免疫力等作用。

肉苁蓉

味甘、咸，性温。归肾、大肠经。功能补肾壮阳，润肠通便。

补肾壮阳：用治肾阳不足所致口腔疾病，如复发性口腔溃疡、慢性牙周炎、颌骨骨髓炎等。常与菟丝子、五味子、枸杞子等药配伍。

润肠通便：用治口腔疾病年老体衰、津枯便秘者。常与生地黄、火麻仁等药配伍。

本品含苯乙醇苷类成分松果菊苷、毛蕊花糖苷、肉苁蓉苷、洋丁香酚苷等，具有提高胃肠功能和增强免疫力等作用。

补骨脂

味辛、苦，性温。归肾、脾经。功能温肾壮阳。

温肾壮阳：用治肾阳不足所致口腔疾病，如牙本质过敏、龋病、牙周病等。常与菟丝子、枸杞子等药同用。

本品含香豆素类成分补骨脂素、异补骨脂素、花椒毒素、补骨脂定、异补骨脂定、补骨脂呋喃香豆素等，具有性激素样、调节肠运动、平喘、提高免疫力、抗骨质疏松等作用。

菟丝子

味辛、甘，性平。归肝、肾、脾经。功能补肾益精。

补肾益精：用治肝肾不足所致口腔疾病，如牙本质过敏症、龋病、牙周病等，伴腰膝酸软、耳鸣者。多与枸杞子、杜仲、山药等药同用。

本品含黄酮类成分金丝桃苷、菟丝子苷、槲皮素等，具有性激素样、提高免疫力及抗心脑缺血等作用。

（三）补血药

当 归

味辛、甘，性温。归肝、心、脾经。功能补血养血，活血止痛。

补血养血：用治心肝血虚所致口腔疾病，如口舌溃疡、灼口综合征、萎缩性舌炎等。常与熟地黄、白芍等配伍。

活血止痛：用治血虚瘀滞所致口腔疾病，如颞下颌关节疼痛、口腔黏膜下纤维化张口受限者，以及颌面外伤疼痛等。常与桃仁、红花、川芎、赤芍等配伍。

本品含挥发油成分藁本内酯、正丁烯呋内酯、香荆芥酚、马鞭草烯酮、黄樟醚、对乙基苯甲醛等，具有促进造血、调节血压、抗炎镇痛、提高免疫力、抗凝血、降血脂等作用。

熟地黄

味甘，性微温。归肝、心、肾经。功能滋阴补肾。

滋阴补肾：用治肾阴亏虚所致口腔疾病，如口腔溃疡、口干症，伴腰膝酸软、头昏眼花者。常与山茱萸、茯苓、山药等配伍。

本品含苯乙烯苷类成分毛蕊花糖苷、单糖及多种氨基酸等，具有促进造血、降血糖及增强免疫力等作用。

枸杞子

味甘，性平。归肝、肾经。功能滋补肝肾。

滋补肝肾：用治虚劳精亏所致口腔疾病，如牙本质过敏症、慢性牙周炎、萎缩性舌炎、干燥综合征等。常与菟丝子、五味子、黄芪等配伍。

本品含枸杞多糖、生物碱类等成分，具有增强免疫力、抗肝损伤、降血糖、降血脂、性激素样及抗疲劳等作用。

白 芍

味苦、酸，性微寒。归肝、脾经。功能养血补血，柔肝止痛。

养血补血：用治肝血不足所致口腔疾病，如口腔溃疡、萎缩性舌炎等。常与当归、熟地黄等配伍。

柔肝止痛：用治肝郁血虚所致口腔疾病，如灼口综合征、三叉神经痛等。常与当归、柴胡等药配伍。

本品含单萜类成分芍药苷、氧化芍药苷、苯甲酰芍药苷、白芍苷、芍药苷元酮等，具有抗肾损伤、抗肝损伤、镇静、调节胃肠功能、抗脑缺血、调节免疫力、抗炎等作用。

（四）补阴药

北沙参

味甘，性微苦。归肺、胃经。功能益胃生津，滋阴润燥。

益胃生津：用治胃热津伤所致口腔疾病，如口干、口渴、萎缩性舌炎等。常与麦冬、玉竹、石斛等配伍。

滋阴润燥：用治阴虚燥热所致口腔疾病，如慢性干燥性唇炎、口角炎等。常与天冬、黄柏、桑叶等配伍。

本品含香豆素类成分，如补骨脂素、香柑内酯、花椒毒素、香柑素等，具有镇咳、祛痰、平喘、抗胃溃疡、调节免疫力等作用。

百 合

味甘，性寒。归心、肺经。功能滋阴润燥。

滋阴润燥：用治肺阴不足所致口腔疾病，如唇舌干燥、口干咽痛等。常与麦冬、沙参等配伍。

本品含甾体皂苷类成分，如岷江百合苷 A、岷江百合苷 D、百合皂苷、去乙酰百合皂苷等，具有镇咳祛痰、镇静、提高免疫力、耐缺氧、抗疲劳、抗氧化等作用。

麦 冬

味甘、微苦，性微寒。归心、肺、胃经。功能养阴清热，滋阴润燥。

养阴清热：用治火热上炎所致口腔疾病，如口舌干燥、咽喉疼痛等。常与玄参、桔梗、甘草等配伍。

滋阴润燥：用治热伤阴津所致口腔疾病，如口舌干燥、咽痛渴饮，伴舌红少苔者。常与玉竹、生地黄等配伍。

本品含皂苷类成分麦冬皂苷 B、D 等，具有降血糖、镇静催眠、平喘、增强免疫力、保护心肌、改善血液流变性等作用。

天　冬

味甘、苦，性寒。归肺、肾经。功能养阴清热，滋阴润燥。

用治范围与麦冬基本相同，常相互为用。

本品含甾体皂苷、糖类、氨基酸等成分，具有镇咳、祛痰、平喘、降血糖、抗肿瘤等作用。

石　斛

味甘，性微寒。归胃、肾经。功能清热生津，养阴益胃。

清热生津：用治邪热伤阴所致口腔疾病，如颌面外伤或口腔癌术后阴津耗伤、余热未清口燥烦渴者。常与生地黄、麦冬等配伍。

养阴益胃：用治阴津亏损所致口腔疾病，如口干、口渴、唇干舌燥、舌色光红者。常与沙参、玉竹等配伍。

本品含石斛碱、石斛多糖等成分，具有调节胃肠功能、降血糖、增强免疫力、抗肿瘤、抗氧化等作用。

玉　竹

味甘，性微寒。归肺、胃经。功能养阴润燥。

养阴润燥：用治肺胃津伤所致口腔疾病，如慢性干燥性唇炎、萎缩性舌炎、干燥综合征表现为口燥咽干者。常与沙参、麦冬、天花粉、百合等配伍。

本品含玉竹黏多糖、玉竹果聚糖 A–D、黄精螺甾醇苷、黄精呋甾醇苷等，具有降血糖、增强免疫力、耐缺氧等作用。

龟　甲

味咸、甘，性微寒。归肝、心、肾经。功能滋阴潜阳，补肾强骨。

滋阴潜阳：用治阴虚火旺所致口腔疾病，如复发性口腔溃疡、萎缩性舌炎、口腔扁平苔藓、口干症等。常与熟地黄、知母、黄柏等配伍。

补肾强骨：用治肝肾亏损、精血不足所致齿迟、齿不生，以及慢性牙周炎等。常与熟地黄、锁阳等配伍。

本品含角蛋白及骨胶原蛋白，以及胆甾醇类成分、氨基酸、多种微量元素等，具有降低甲状腺及肾上腺皮质功能、提高免疫力、抗骨质疏松、抗脑缺血等作用。

鳖 甲

味咸，性微寒。归肝、肾经。功能滋阴退热，软坚散结。

滋阴退热：用治阴虚火旺所致口腔疾病，如舌干、齿黑、口燥咽干等。常与熟地黄、白芍等配伍。

软坚散结：用治气血痰湿凝聚所致口腔疾病，如口腔颌面部痈肿结块、口腔黏膜组织变性增生等。常与昆布、海藻、夏枯草等配伍。

本品含角蛋白、骨胶原蛋白、维生素、氨基酸、多糖及微量元素，具有抗肿瘤、增强免疫力、抗肝损伤、抗疲劳等作用。

黄 精

味甘，性平。归肺、脾、肾经。功能补脾益胃。

补脾益胃：用治脾胃气虚或胃热伤津所致口干、口渴者。如口干症、舍格伦综合征、大病久病之后、口腔癌术后，伴倦怠食少、气短乏力等。常与熟地黄、山药、麦冬等配伍。

本品主含黄精多糖、黄精皂苷等，具有提高免疫力、抗疲劳、抗氧化等作用。

山茱萸

味酸、涩，性微苦。归肝、肾经。功能补益肝肾。

补益肝肾：用治肝肾亏虚所致口腔疾病。如口干症、复发性口腔溃疡、口腔癌术后，伴腰膝酸软、自汗盗汗者。常与熟地黄、山药、泽泻、牡丹皮等配伍。

本品主含山茱萸鞣质 1、2、3 等，具有抗菌、降血糖、抑制炎症反应、抗癌等作用。

女贞子

味甘、苦，性微寒。归肝、肾经。功能滋补肝肾。

滋补肝肾：用治肝肾阴亏、津液不能上濡所致口腔疾病。如大病、久病之后表现为口干口渴，或口腔癌术后伴头昏耳鸣、眼目昏花者。常与黄芪、天花粉、麦冬、枸杞子、菊花等配伍。

本品主含女贞果苷、女贞苦苷、女贞酸及黄酮类成分槲皮素等，具有提高免疫力、抗肿瘤等作用。

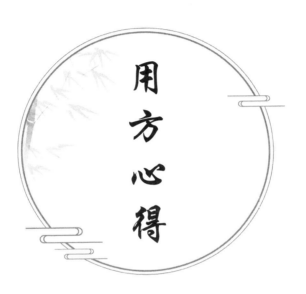

用方心得

一、常用古方

1. 二至丸

本方由女贞子、旱莲草组成。功能补益肝肾，滋阴止血。用于肝肾阴虚所致口燥咽干、头昏眼花、失眠多梦、腰膝酸软等。方中女贞子甘苦凉，滋肾养肝；旱莲草甘酸寒，养阴益肾。

本方出自《医方集解》。临床用治口疮、扁平苔藓、干燥综合征等具肝肾阴虚表现者。

2. 二妙散

本方由黄柏、苍术组成。功能清热燥湿。用于湿热下注所致外阴溃疡，伴小便短黄、舌苔黄腻者。方中黄柏苦寒燥湿；苍术苦温燥湿，两药相伍，共奏清热燥湿之效。

本方出自《丹溪心法》。临床用治白塞综合征前阴溃疡者。

3. 二陈汤

本方由制半夏、陈皮、茯苓、甘草组成。功能理气燥湿化痰。用于脾失健运、痰湿凝聚所致口腔颌面部疾病。方中制半夏燥湿化痰；陈皮理气燥湿；茯苓健脾渗湿；甘草调和诸药兼以和中。

本方出自《太平惠民和剂局方》。临床用治口腔颌面部良性肿块、口腔黏膜下纤维化、结节病，黏液腺囊肿之类。

4. 五味消毒饮

本方由金银花、野菊花、蒲公英、紫花地丁、紫背天葵组成。功能清热解毒，凉血消肿。用于热毒结聚，局部红、肿、热、痛者。方中金银花清气血热毒为主，野菊花、蒲公英、紫花地丁、紫背天葵皆清热解毒，配合使用，其清解之力尤强，并能凉血消肿。

本方出自《医宗金鉴》。临床用治口腔颌面部疔疮痈肿、牙周炎、牙周脓肿、冠周炎等各种急性炎症，以及口腔颌面部癌肿表现为热毒炽盛者。

5. 清瘟败毒饮

本方由石膏、知母、水牛角、生地黄、牡丹皮、赤芍、黄连、黄芩、栀子、连翘、玄参、桔梗、竹叶、甘草组成。功能清热凉血，泻火解毒。用于火毒炽盛所致口腔颌面部痈肿疮毒。方中石膏、知母清阳明气分热邪；水牛角、生地黄、牡丹皮、赤芍清热凉血；黄连、黄芩、栀子、连翘清热解毒；玄参养阴清热；桔梗载药上行；甘草调和诸药，兼以清热解毒。

本方出自《疫疹一得》。临床用治口腔颌面部感染性疾病火毒炽盛者。

6. 银翘散

本方由金银花、连翘、牛蒡子、荆芥穗、薄荷、淡豆豉、桔梗、淡竹叶、芦根、生甘草组成。功能辛凉透表，清热解毒。用于风热外袭所致头痛口渴、咳嗽咽痛、口舌溃烂、舌尖红、苔薄黄、脉浮数者。方中金银花、连翘清热解毒；牛蒡子、薄荷疏风清热；荆芥穗、淡豆豉疏风解表；桔梗、甘草解毒利咽；芦根、淡竹叶清热生津。

本方出自《温病条辨》。临床用治口腔颌面部感染初起、感染性口炎、腮腺炎、颌下淋巴结炎等。

7. 桑菊饮

本方由桑叶、菊花、杏仁、连翘、薄荷、桔梗、芦根、甘草组成。功能疏风清热，宣肺止咳。用于风温初起，表热轻证。如身热不甚、口微渴、舌烂咽痛较轻、但见咳嗽者。方中桑叶、菊花清散上焦风热；薄荷辛凉解表；桔梗、杏仁宣肺止咳；连翘、芦根清热生津；甘草调和诸药。

本方出自《温病条辨》。临床用治口腔颌面部感染初起、腮腺炎及口腔炎早期。

8. 四物清风汤

本方由生地黄、当归、赤芍、荆芥、薄荷、黄芩、柴胡、蝉蜕、川芎、生甘草组成。功能疏风清热，凉血活血。用于风热之邪侵袭所致头面肿胀、口舌溃疡等。方中荆芥、薄荷、蝉蜕疏风清热；生地黄、赤芍、当归、川芎凉血活血；柴胡、黄芩清热解毒；甘草解毒和中。

本方出自《外科证治》。临床用治多形性红斑、过敏性口炎、唇炎及血管神经性水肿等。

9. 天麻钩藤饮

本方由天麻、钩藤、石决明、栀子、黄芩、川牛膝、益母草、杜仲、桑寄生、夜交藤、茯神组成。功能平肝息风，清热活血。用于肝阳偏亢，肝风上扰所致头痛、失眠多梦、舌痛舌麻等。方中天麻、钩藤、石决明平肝息风；栀子、黄芩清泄肝火；川牛膝、益母草活血通络；杜仲、桑寄生补益肝肾；夜交藤、茯神宁心安神。

本方出自《杂病证治新义》。临床用治三叉神经痛、口腔感觉异常、灼口综合征，以及口腔疾病所致头痛头晕、失眠多梦者。

10. 川芎茶调散

本方由川芎、防风、羌活、白芷、细辛、荆芥、薄荷、甘草组成。各适量共为细末，用茶叶水调下，亦可水煎服。功能疏风散寒，止痛。用于风寒牙痛，或偏正头痛、眉棱骨痛、恶寒发热、舌苔薄白、脉浮者。方中川芎、防风、羌活、白芷、细辛辛温祛风，散寒止痛；荆芥、薄荷轻清上浮，擅清头目风邪；甘草调和诸药。

本方出自《太平惠民和剂局方》。临床用治牙髓炎、牙周炎具风寒表现者，以及三叉神经痛、眶上神经痛等。

11. 消风散

本方由荆芥穗、薄荷、羌活、防风、僵蚕、蝉蜕、陈皮、厚朴、党参、茯苓、川芎组成。功能祛风止痒，健脾除湿。用于脾虚唇痒。方中荆芥穗、薄荷、羌活、防风、僵蚕、蝉蜕、川芎均能祛风止痒；陈皮理气健脾；厚朴燥湿醒脾；党参、茯苓健脾补中。

本方出自《太平惠民和剂局方》。临床用治慢性唇炎，或过敏性唇炎局部痒痛者。

12. 牵正散

本方由白附子、僵蚕、全蝎组成。功能祛风化痰止痉。用于风痰阻络所致口眼㖞斜、面部麻木抽搐等。方中白附子祛风化痰，散头面之风；僵蚕、全蝎化痰止痉。

本方出自《杨氏家藏方》。临床用治面神经麻痹、面肌痉挛抽搐等。

13. 龙胆泻肝汤

本方由龙胆草、栀子、黄芩、车前子、泽泻、木通、当归、生地黄、柴胡、甘草组成。功能清肝胆实火，泻下焦湿热。用于肝胆实火上炎所致头痛目赤、口舌溃烂、口苦，或湿热下注所致阴肿、阴痒、外阴溃烂等。方中龙胆草大苦大寒，为清泻肝胆要药；栀子、黄芩清热降火；车前子、泽泻、木通清利湿热；当归、生地黄和血养阴；柴胡引药入肝；甘草调和诸药。

本方出自《医方集解》。临床用治带状疱疹、白塞综合征、重型口腔溃疡及口腔黏膜大疱性疾病等。

14. 清胃散

本方由黄连、生地黄、牡丹皮、升麻、当归组成。功能清胃泻热，凉血解毒。用于胃火上攻所致牙痛、牙龈红肿、口舌生疮，伴口气热臭、舌红苔黄、脉滑数者。方中黄连清胃泻火；当归和血养阴；生地黄、牡丹皮清热凉血；升麻解毒，散阳明之火。

本方出自《兰室秘藏》。临床用治牙髓炎、牙龈炎、牙周炎、复发性口腔溃疡等。

15. 清胃汤

本方由石膏、黄芩、黄连、生地黄、牡丹皮、升麻组成。功能清胃泻火。方中石膏、黄芩、黄连清肺胃之热；生地黄、牡丹皮清热凉血；升麻解毒散热。

本方出自《医宗金鉴》。临床用治范围与清胃散大致相同，方中有石膏，其清胃之力更强。

16. 泻黄散

本方由藿香、栀子、石膏、防风、甘草组成。功能泻脾胃伏火。用于脾胃伏火上蒸所致口臭、口舌生疮、口燥唇干，舌红、脉数者。方中藿香芳香醒脾；防风升散脾中伏火；石膏、栀子清脾胃伏积之火；甘草清热和中。

本方出自《小儿药证直诀》。临床用治复发性口腔溃疡、慢性唇炎等。

17. 凉膈散

本方由连翘、大黄、芒硝、栀子、黄芩、薄荷、淡竹叶、甘草组成。功能清上泻下，泻火通便。用于上、中二焦邪郁生热所致口渴烦热、面赤唇焦、口舌生疮、便秘溲赤、舌红苔黄、脉滑数者。方中重用连翘，以清热解毒；配黄芩清心胸郁热；栀子泻三焦火热；薄荷、淡竹叶外疏内清；大黄、芒硝导热下行；甘草调和诸药。

本方出自《太平惠民和剂局方》。临床用治牙周炎、复发性口腔溃疡、口腔颌面部痈肿疮疖等。

18. 导赤散

本方由生地黄、木通、淡竹叶、甘草组成。功能清心导赤，利尿通淋。用于心经热盛所致心烦口渴、面赤、口舌生疮、小便短赤等。方中生地黄清热凉血；木通清心热、利小便；淡竹叶清心除烦；甘草清热解毒，调和诸药。

本方出自《小儿药证直诀》。临床用治复发性口腔溃疡、地图舌、裂纹舌等。

19. 仙方活命饮

本方由金银花、穿山甲、白芷、浙贝母、防风、赤芍、当归尾、甘草、皂角刺、天花粉、乳香、没药、陈皮组成。功能清热解毒，活血消肿。用于热毒壅盛、气血瘀滞所致颌面部丹毒，痈肿疮疖，局部红、肿、热、痛等。方中金银花、甘草清热解毒；当归尾、赤芍、乳香、没药活血化瘀消肿；白芷、防风疏风散邪；贝母、天花粉化痰散结；穿山甲、皂角刺透脓溃坚；陈皮理气化滞。

本方出自《校注妇人良方》。临床用治口腔颌面部感染、颌骨骨髓炎、淋巴结炎等。

20. 黄连解毒汤

本方由黄连、黄芩、黄柏、栀子组成。功能泻火解毒。用于热毒壅盛所致烦热口渴、吐血衄血、痈肿疔毒、舌红苔黄、脉数有力者。方中黄连泻心火为君；黄芩清上焦之火为臣；黄柏泻下焦之火；栀子通泻三焦之火。

本方出自《外台秘要》。临床用治口腔颌面部感染、痈肿疮疖等。

21. 普济消毒饮

本方由黄连、黄芩、板蓝根、马勃、升麻、甘草、牛蒡子、连翘、薄荷、僵蚕、柴胡、玄参、陈皮、桔梗组成。功能清热解毒，疏风散邪。用于风热疫毒上攻所致头面红肿热痛、咽喉不利、口舌溃烂红肿、舌苔黄燥、脉数有力等。方中黄芩、黄连、板蓝根、马勃、升麻、甘草清热解毒，消红退肿；牛蒡子、连翘、薄荷、僵蚕、柴胡祛风散结；玄参凉血滋阴；陈皮理气行滞；桔梗载药上行。

本方出自《东垣试效方》。临床用治口腔颌面部感染、腮腺炎、淋巴结炎等。

22. 防风通圣散

本方由防风、连翘、麻黄、薄荷、荆芥、白术、栀子、川芎、当归、白芍、大黄、芒硝、石膏、黄芩、滑石、桔梗、甘草组成。功能疏风解表，泻热通便。用于风热壅盛所致表里俱实之证。如头目昏眩、目赤肿痛、口干口苦、口烂咽痛、大便秘结、小便短赤等。方中防风、荆芥、麻黄、薄荷疏风解表；大黄、芒硝泄泻通便；石膏、黄芩、连翘、桔梗清肺胃火热；栀子、滑石清热利湿；当归、川芎、白芍养血活血；白术健脾燥湿；甘草和中缓急。

本方出自《黄帝素问宣明论方》。临床用治口腔颌面部感染、过敏性唇炎、腮腺炎、颌下淋巴结炎等。

23. 透脓散

本方由生黄芪、当归、穿山甲、皂角刺、川芎组成。功能扶正祛邪，托毒溃脓。用于热毒炽盛所致头面疮疡痈疽、内已成脓而外不易溃者。方中生黄芪、当归补气养血，托毒透脓；穿山甲、皂角刺消肿溃脓；川芎活血止痛。

本方出自《外科正宗》。临床用治口腔颌面部感染已成脓而不溃破者。

24. 如意金黄散

本方由天花粉、黄柏、大黄、姜黄、白芷、厚朴、陈皮、苍术、胆南星、甘草组成。功能清热消肿止痛。用于火热侵袭，或痈肿疮毒，或外伤所致之患处红肿焮热时。方中天花粉、黄柏、大黄、姜黄、白芷清热泻火，败毒消肿；厚朴、苍术、胆南星、陈皮行气消肿；甘草解毒。

本方出自《外科正宗》，是临床常用的外敷药。用于智齿冠周炎、腮腺炎、口腔颌面部感染及颌面外伤局部肿胀疼痛者。

25. 逍遥散

本方由柴胡、当归、白芍、白术、茯苓、煨姜、薄荷、甘草组成。功能疏肝解郁，健脾和营。用于肝郁脾虚，肝失条达所致头痛目眩、两胁作痛、口燥咽干、神疲食少、月经不调、脉弦而虚者。方中柴胡、当归、白芍养血柔肝，疏肝解郁；白术、茯苓、煨姜健脾补中；薄荷助柴胡疏散条达；甘草和中而调和诸药。

本方出自《太平惠民和剂局方》。临床用治口舌感觉异常、灼口综合征、白天磨牙症、扁平苔藓及口腔其他病患表现为精神抑郁者。

26. 丹栀逍遥散

本方由牡丹皮、栀子、当归、白芍、柴胡、茯苓、炒白术、炙甘草组成。功能疏肝解郁，养血健脾，清热凉血。用于肝郁脾虚、内有郁热所致烦躁易怒、头昏头痛，或颊赤口干，或月经不调，少腹作痛，或小便涩痛，脉弦数者。方中逍遥散疏肝解郁，健脾和营，加牡丹皮泻血中伏火，栀子泻三焦之火，导热下行。

本方出自《妇人良方》。临床用治口腔溃疡、灼口综合征、白天磨牙症、口腔感觉异常等肝郁脾虚有热者。

27. 小柴胡汤

本方由柴胡、黄芩、人参、半夏、甘草、生姜、大枣组成。功能和解少阳。用于邪在少阳所致胸胁苦满、心烦喜呕、目眩、口舌溃烂、咽干、舌淡、苔薄白、脉弦者。方中柴胡疏邪透表；黄芩清少阳相火，一散一清，共解少阳之邪；半夏和胃；人参、甘草为佐，生姜、大枣为使，益胃气，生津液，和营卫，以扶正祛邪。

本方出自《伤寒论》。临床用治复发性口腔溃疡、口腔扁平苔藓及口腔黏膜大疱性疾病等。

28. 柴胡疏肝散

本方由陈皮、柴胡、川芎、香附、枳壳、芍药、甘草组成。功能疏肝解郁，行气止痛。用于肝气郁结，气滞血瘀所致胁肋疼痛、口腔颌面部痛肿、舌麻舌痛等。方中柴胡、芍药疏肝和血；陈皮、枳壳、香附行气疏肝；川芎活血止痛；甘草和中。

本方出自《景岳全书》。临床用治口腔颌面部痈肿疮疖、口腔感觉异常、灼口综合征，或口腔颌面部癌肿表现为肝郁血瘀证者。

29. 桃红四物汤

本方由桃仁、红花、当归、川芎、赤芍、生地黄组成。功能养血活血。用于血瘀兼有血虚所致口腔颌面部肿块硬结、组织增生或变性、颌面外伤等。方中桃仁、红花破血祛瘀；当归、川芎、赤芍养血活血；生地黄凉血止血，寓活中有止之意。

本方出自《医宗金鉴》。临床用治口腔颌面部肿瘤、颌面外伤、口腔黏膜下纤维化、口腔白斑等。

30. 补阳还五汤

本方由黄芪、桃仁、红花、当归尾、赤芍、川芎、地龙组成。功能补气活血通络。用于气虚血瘀所致半身不遂、口眼㖞斜、言语謇涩等。方中黄芪补脾益气，气行则血行，血行则瘀消；桃仁、红花活血破瘀；当归尾、赤芍、川芎活血行滞；地龙通经活络。

本方出自《医林改错》。临床用治面神经麻痹、面肌痉挛、口腔颌面外伤后期瘀血不消又见气虚表现者。

31. 蠲痹汤

本方由羌活、姜黄、当归、黄芪、赤芍、防风、甘草组成。功能益气和营，祛风胜湿。用于风湿之邪着于肌表所致头痛身重、关节痹痛等。方中黄芪、甘草益气；防风、羌活疏风除湿；当归、赤芍和血活血；姜黄行气活血。

本方出自《百一选方》。临床用治颞下颌关节疼痛、口腔颌面外伤及三叉神经痛等。

32. 除湿胃苓汤

本方由防风、苍术、白术、茯苓、陈皮、厚朴、猪苓、栀子、木通、泽泻、滑石、甘草、肉桂组成。功能健脾燥湿，理气消肿。用于水湿壅盛所致组织水肿、大便泄泻、小便不利者。方中苍术燥湿健脾；茯苓、猪苓、白术、泽泻利湿消肿；栀子、木通、滑石清热利湿；防风祛风胜湿；厚朴、陈皮理气；肉桂温阳散寒，引火归原。甘草和中，调和诸药。

本方出自《医宗金鉴》。临床用治口舌溃烂、唇肿流水，以及血管神经性水肿、多形性红斑等。

33. 清脾除湿饮

本方由茯苓、炒白术、炒苍术、黄芩、生地黄、麦冬、栀子、泽泻、连翘、茵陈、枳壳、玄明粉、甘草组成。功能清热泻火，健脾除湿。用于痰湿凝聚所致口腔疾病肿胀、渗出水肿等。方中茯苓、白术、苍术健脾除湿；茵陈、泽泻、黄芩、栀子清热利湿；连翘清热消肿；生地黄、麦冬养阴清热；玄明粉润燥软坚；枳壳行气消痰；甘草调和诸药。

本方出自《医宗金鉴》。临床用治口腔颌面部痈肿疮疖、口舌溃烂、口腔黏膜大疱性疾病等。

34. 十灰散

本方由大蓟、小蓟、荷叶、侧柏叶、白茅根、茜草、栀子、大黄、牡丹皮、棕榈皮各等份，烧灰成性，研极细末。功能凉血清热。用于火热炽盛，损伤血络；或血热妄行，离经外溢等各种口腔内出血。方中大蓟、小蓟、茜草、侧柏叶、白茅根、栀子清热凉血止血；棕榈皮收敛止血；牡丹皮配大黄凉血逐瘀。

本方出自《十药神书》。临床用治非外伤性各种内出血，如牙龈出血、舌体出血及口腔黏膜出血等。

35. 四物汤

本方由当归、川芎、白芍、熟地黄组成。功能补血和血。用于一切血虚所致口腔疾病，或口腔疾病表现为头晕、眼花、面色无华、舌淡、脉细等血虚证者。方中熟地黄滋阴补血；当归养血和血；白芍敛阴养血；川芎行气活血。

本方出自《太平惠民和剂局方》。临床用治萎缩性舌炎、血虚引起牙龈出血、大病久病之后血虚表现者。

36. 四君子汤

本方由人参、白术、茯苓、甘草组成。功能益气健脾。用于脾胃气虚所致口腔疾病，或口腔疾病表现为四肢无力、食少便溏等气虚证者。方中人参大补元气；白术健脾燥湿；茯苓渗湿健脾；甘草甘温调中。

本方出自《太平惠民和剂局方》。临床用治复发性口腔溃疡、慢性唇炎，或大病久病之后气虚表现者。

37. 归脾汤

本方由白术、茯神、黄芪、龙眼肉、酸枣仁、人参、木香、当归、远志、炙甘草、大枣、生姜组成。功能益气补血，健脾养心。用于气血不足，或脾不统血所致口腔疾病，伴食少体倦、面色萎黄、舌淡苔薄、脉细缓者。方中人参、黄芪、白术、炙甘草、生姜、大枣甘温补脾益气；当归养血生血；茯神、酸枣仁、龙眼肉、远志养心安神；木香理气醒脾，以防益气补血药碍脾胃运化功能。

本方出自《济生方》。临床用治口舌、牙龈出血，灼口综合征，或大病久病之后，或口腔癌术后心脾两虚表现者。

38. 补中益气汤

本方由黄芪、党参、白术、当归、陈皮、升麻、柴胡、炙甘草组成。功能益气健脾，升阳和中。用于脾胃气虚所致口腔疾病，全身伴少气懒言、体倦肢软、面色无华、大便稀溏者。方中黄芪益气升阳；党参、白术、炙甘草益气健脾；升麻、柴胡升举清阳；当归补血和血；陈皮理气。

本方出自《脾胃论》。临床用治复发性口腔溃疡、扁平苔藓、白塞综合征，或大病久病之后等脾胃气虚表现者。

39. 玉女煎

本方由生石膏、熟地黄、麦冬、知母、牛膝组成。功能清热滋阴。用于胃热阴伤所致头痛、牙痛、口渴、舌红苔干等。方中石膏、知母清胃泻火；熟地黄、麦冬滋阴；牛膝滋补肾水，引热下行。

本方出自《景岳全书》。临床用治牙痛、牙龈出血、口疮、灼口综合征等胃热阴虚表现者。

40. 八珍汤

本方由人参、白术、茯苓、甘草、熟地黄、白芍、当归、川芎组成。功能补益气血。用于气血虚弱所致口腔疾病，伴面色苍白、头昏眼花、四肢倦怠、气短懒言、舌淡、苔薄白、脉细者。方中人参、白术、茯苓、甘草补脾益气；当归、白芍、熟地黄、川芎和血养血滋阴；加姜、枣助参、术以调脾胃。

本方出自《正体类要》，临床用治慢性颌骨骨髓炎、白塞综合征、干燥综合征、口腔颌面部癌肿术后气血两虚表现者。

41. 参苓白术散

本方由莲子肉、薏苡仁、砂仁、桔梗、白扁豆、茯苓、人参、白术、山药、甘草组成。功能益气健脾，渗湿止泻。用于脾气虚弱所致口腔疾病，伴不思饮食、形体消瘦、四肢乏力、面色萎黄、便溏、脉虚细者。方中人参、白术、茯苓、甘草补脾胃之气；配以白扁豆、薏苡仁、山药、莲子肉助白术健脾渗湿；加砂仁醒脾；桔梗为引经药。

本方出自《太平惠民和剂局方》。临床用治口腔溃疡、扁平苔藓、口腔黏膜下纤维化等病久多虚者。

42. 一贯煎

本方由沙参、麦冬、当归、生地黄、枸杞子、川楝子组成。功能滋阴疏肝。用于肝肾阴虚，肝气横逆所致口咽干燥，舌红少津，脉细微者。方中生地黄滋阴养血以补肝肾；沙参、麦冬、当归、枸杞子养血柔肝；川楝子疏肝，共奏滋阴柔肝疏肝。

本方出自《柳州医话》。临床用治萎缩性口炎、裂纹舌、正中菱形舌等咽干口燥，伴胸脘胁痛者。

43. 六君子汤

本方由人参、白术、茯苓、甘草、陈皮、半夏组成。功能健脾益气祛湿。用于脾胃气虚兼有痰湿所致面色无华、四肢无力、食少、胸脘痞闷、大便溏、舌质淡、脉细缓者。方中四君子汤补脾益气；陈皮、半夏祛痰湿，消痞满。

本方出自《妇人良方》。临床用治口腔溃疡、口腔扁平苔藓、口腔白斑、口腔癌术后等脾气虚弱兼有痰湿者。

44. 养阴清肺汤

本方由生地黄、麦冬、甘草、玄参、贝母、牡丹皮、薄荷、炒白芍组成。功能养阴清肺。用于肺肾阴虚、虚火上炎、复感外邪所致之咽喉肿痛、口干唇燥者。方中生地黄、麦冬养阴；玄参清虚火而解毒；牡丹皮凉血；贝母润肺化痰；炒白芍敛阴；薄荷、甘草祛风解毒。

本方出自《重楼玉钥》。临床用治慢性唇炎、口腔黏膜下纤维化、口腔白斑、口腔癌术后等肺肾阴虚者。

45. 沙参麦冬汤

本方由沙参、玉竹、生甘草、冬桑叶、生扁豆、天花粉、麦冬组成。功能清肺养胃，生津润燥。用于燥热伤及肺胃所致之咽喉干燥、心烦口渴、舌干少苔者。方中冬桑叶清宣肺燥；沙参、玉竹、麦冬润肺金之燥；生扁豆、天花粉、生甘草养胃和中。

本方出自《温病条辨》。临床用治萎缩性舌炎、正中菱形舌、口腔黏膜下纤维化、口腔癌术后等燥伤肺胃者。

46. 六味地黄丸

本方由熟地黄、山茱萸、山药、牡丹皮、茯苓、泽泻组成。功能滋养肝肾。用于肝肾阴虚所致口腔疾病，如口燥咽干伴腰膝酸软、头晕目眩、失眠多梦、舌红少苔、脉细数者。方中熟地黄滋肾填精；山药健脾补肾；山茱萸滋肾益肝；泽泻利小便以泻相火；茯苓健脾渗湿；牡丹皮主宣通，可防山茱萸之酸涩。本方补中有泻，补泻并用，即三补三泻之剂。

本方出自《小儿药证直诀》。临床用治复发性口腔溃疡、干燥综合征、白塞综合征、慢性牙周炎等。

47. 知柏地黄丸

本方由熟地黄、山茱萸、牡丹皮、茯苓、泽泻、山药、知母、黄柏组成。功能滋阴降火。用于阴虚火旺所致口腔疾病，或口腔疾病表现为五心烦热、腰膝酸软、口干咽燥者。方中六味地黄丸滋阴补肾；知母、黄柏滋阴降火。

本方出自《医宗金鉴》。临床用治口腔溃疡、舌乳头炎、地图舌、慢性唇炎、口角炎、灼口综合征等肝肾阴虚火旺表现者。

48. 杞菊地黄丸

本方由六味地黄丸加枸杞子、菊花组成。功能滋养肝肾。用于肝肾阴虚所致之老眼昏花，或眼睛干涩，咽干口燥，舌红少苔者。方中六味地黄丸滋养肝肾；枸杞子、菊花清肝明目。

本方出自《医级》。临床用治萎缩性舌炎、口干症、舍格伦综合征等肝肾阴虚者。

49. 左归丸

本方由熟地黄、山药、枸杞子、山茱萸、菟丝子、鹿胶、龟胶、川牛膝组成。功能滋阴补肾。用于真阴不足，精髓亏虚所致口燥咽干、头目眩晕、腰膝酸软、舌面光少苔、脉细等。方中熟地黄、山药、枸杞子、山茱萸、菟丝子补益肾水，滋阴养精；鹿胶、龟胶益肾养肝，阴阳双补；川牛膝补肾强筋，引药入肾。

本方出自《景岳全书》。临床用治白塞综合征、干燥综合征、口腔黏膜大疱性疾病表现为真阴不足者。

50. 附桂八味丸

本方由熟地黄、山药、山茱萸、泽泻、茯苓、牡丹皮、肉桂、炮附子组成。功能温补肾阳。用于肾阳亏虚所致口腔疾病，伴腰膝酸软、下半身有冷感、小便不利、舌淡而胖、脉沉细者。方中六味地黄丸滋补肾阴；加肉桂、炮附子温补肾中之阳，鼓舞肾气。

本方出自《金匮要略》。临床用治口腔溃疡、白塞综合征等表现为肾阳亏虚者。

二、自拟方

1. 口腔愈疡冲剂

本方由桃仁、红花、丹参、当归、生地黄、黄连、牡丹皮、黄芪、金银花、郁金、甘草组成。功能活血化瘀，清热解毒。用于病程日久，机体气机失调，气滞血瘀，或气血不足，或肝郁所致口腔不适，口腔网状病损或糜烂之证。方中桃仁、红花、丹参、牡丹皮活血化瘀；生地黄、黄连、金银花清热解毒；当归、黄芪补益气血；郁金疏肝解郁；甘草调和诸药。本方由桃红四物汤化裁而成，为院内制剂，临床使用20余年，为口腔黏膜疑难病患者解除了痛苦，获湖南省科技成果奖。

2. 丹玄口康含片

本方由丹参、玄参、红花、白花蛇舌草、金银花、薄荷组成。功能活血化瘀，清热解毒。用于外邪浸淫、经络气血运行受阻所致口腔黏膜苍白色、增生肥厚形成条索状、口腔黏膜弹性变差之口腔黏膜下纤维化病变。方中丹参、玄参、红花活血化瘀；白花蛇舌草、金银花、薄荷清热解毒。本方为院内制剂，临床使用10余年，经研究证实，能活血化瘀，抗口腔黏膜纤维化，深受患者欢迎。

3. 疏风清热方

本方由金银花、连翘、黄芩、生地黄、薄荷、麦冬、桑叶、白术、土茯苓、牛蒡子、甘草组成。功能疏风清热，解毒泻火。用于风热侵袭，灼伤口腔所致口舌溃烂之证，如手足口病、猩红热、鹅口疮等。方中金银花、连翘、牛蒡子、桑叶、薄荷疏风清热；黄芩、土茯苓清热泻火；生地黄、白术、麦冬凉血健脾滋阴；甘草解毒兼以调和诸药。由银翘散加减化裁而成。

4. 解毒利咽方

本方由金银花、连翘、生地黄、柴胡、桔梗、牛蒡子、射干、板蓝根、蒲公英、桑叶、甘草组成。功能疏风清热，解毒利咽。用于内有蕴热，复感外邪，内外热邪互结，结于口咽所致舌大面积糜烂，口咽部充血糜烂之证，如猩红热、疱疹性龈口炎、急性咽喉炎等。方中金银花、连翘、牛蒡子、桑叶疏风清热；柴胡、桔梗、板蓝根、射干、蒲公英解毒利咽；生地黄凉血生津；甘草调和诸药。由银翘散加味而成。

5. 清热解毒方

本方由金银花、野菊花、蒲公英、紫花地丁、连翘、黄芩、大青叶、牡丹皮、防风、淡竹叶、甘草组成。功能疏风清热，解毒消肿。用于外感风热邪毒所致口腔颌面部炎症、急性淋巴结炎、涎腺炎症、冠周炎等。方中金银花、野菊花、蒲公英、紫花地丁、防风、淡竹叶疏风清热解毒；黄芩、大青叶、连翘清热消肿散结；牡丹皮凉血消肿；甘草调和诸药。由五味消毒饮加味而成。

6. 清心泄热方

本方黄连、黄芩、黄柏、麦冬、生地黄、大青叶、山豆根、大黄、芒硝组成。功能清心泻脾通便。用于心脾积热，内热与外邪互结上蒸熏灼口舌所致口舌溃烂、口腔溃疡、疱疹性口炎、疼痛流口水、心烦不安、兼发热、大便秘结、舌苔黄腻、脉弦数等。方中黄连、黄芩、黄柏清热泻火；大青叶、山豆根清热解毒；生地黄、麦冬滋阴；大黄、芒硝泻火通便。由三黄散加味而成。

7. 泄热败毒方

本方由生石膏、黄芩、防风、藿香、金银花、竹叶、玄参、大黄、甘草组成。功能清热解毒，凉血通便。用于脾胃积热上蒸于口所致急性牙周炎、牙周脓肿、智齿冠周炎、口疮等。方中生石膏清上焦及气分实热；藿香、黄芩化湿清头面实火；金银花、防风、竹叶疏风清热解毒；玄参滋阴清热；大黄苦寒，凉血活血，荡涤肠胃以泄热通便，引火下行；甘草调和诸药。由泻黄散化裁而成。

8. 养血祛风方

本方由当归、川芎、桃仁、红花、白芍、防风、蝉蜕、僵蚕、生地黄、桑叶、甘草组成。功能养血活血祛风。用于血虚生风、面肌痉挛、抽搐，或颌面部皮肤瘙痒、唇风痛痒等。方中当归、白芍、川芎养血补血；桃仁、红花、生地黄凉血活血；防风、蝉蜕、僵蚕、桑叶祛风；甘草调和诸药。由桃红四物汤加味而成。

9. 燥湿化浊方

本方由法半夏、陈皮、茯苓、藿香、佩兰、厚朴、神曲、薄荷、甘草组成。功能燥湿化浊，芳香辟秽。用于湿热蕴积所致口内异味、口臭、口干不欲饮、纳差、胃脘胀满、大便稀溏、小便短赤、舌红苔黄腻等。方中法半夏、陈皮、茯苓、厚朴燥湿健脾、行气化浊；藿香、佩兰芳香辟秽；神曲消食导滞；薄荷清宣中焦郁热；甘草调和诸药。由二陈汤加味而成。

10. 养阴清热方

本方由生地黄、熟地黄、麦冬、石斛、黄柏、知母、白芍、牡丹皮、金银花、大青叶、甘草组成。功能滋阴降火，清热解毒。用于病程日久，阴虚火旺所致口疮、盘状红斑狼疮、扁平苔藓、白塞综合征等。方中生地黄、熟地黄滋阴养血润燥；麦冬、石斛、白芍养阴生津补虚；知母、黄柏滋阴降火；金银花、大青叶、牡丹皮、甘草清热解毒。由六味地黄丸化裁而成。

11. 养血化斑方

本方由生地黄、当归、白芍、柴胡、郁金、白鲜皮、牡丹皮、竹叶、蝉蜕、甘草组成。功能养血活血，祛风化斑。用于血虚肝郁所致口腔黏膜白色病损、口腔扁平苔藓、盘状红斑狼疮等疾病。方中当归、白芍、生地黄养血活血；柴胡、郁金疏肝解郁；牡丹皮、白鲜皮、竹叶、蝉蜕清热祛风化湿；甘草调和诸药。由四物汤化裁而成。

12. 补虚促愈方

本方由生地黄、熟地黄、黄芪、白术、茯苓、当归、白芍、陈皮、白及、地骨皮、炙甘草组成。功能补益气血，清热消肿，理气生肌。用于病程日久，气血两虚所致口疮、慢性颌骨骨髓炎、口腔癌术后以至创口不愈者。方中黄芪、白术、茯苓、炙甘草补气健脾；生地黄、熟地黄、当归、白芍补血养血；白及消肿生肌；陈皮、地骨皮理气和胃，滋阴清热。由八珍汤化裁而成。

13. 补肾固齿方

本方由知母、黄柏、熟地黄、生地黄、茯苓、泽泻、牡丹皮、骨碎补、补骨脂、藿香、甘草组成。功能滋补肝肾，清热化湿。用于肝肾阴虚，虚火上炎所致慢性牙周疾病。方中泽泻、骨碎补、补骨脂补肾健齿；知母、黄柏、熟地黄滋阴降火；茯苓、藿香健脾化湿，以减少炎性渗出；生地黄、牡丹皮凉血消肿；甘草调和诸药。由知柏地黄汤化裁而成。

14. 漱口方

本方由黄连、黄芩、黄柏、金银花、薄荷、藿香、甘草组成。各适量，水煎，过滤，含漱。功能清热解毒，辟秽化浊。用于火热蒸灼口腔所致各种口腔溃烂、牙周炎、冠周炎、舌炎等。方中黄连、黄芩、黄柏清热解毒；金银花、薄荷、藿香、甘草疏风清热化浊。由三黄散加味而成。

15. 消肿止痛方

本方由金银花、蒲公英、紫花地丁、芙蓉叶、薄荷、紫草、冰片组成。各适量，共研细末，冰片、薄荷后加，凡士林调成软膏，或香油，或茶水调成软膏。功能清热解毒，消肿止痛。用于口腔颌面部疮肿疔痈红肿热痛时，或外伤肿痛局部外敷。方中金银花、蒲公英、紫花地丁、芙蓉叶清热解毒；薄荷、紫草、冰片凉血消肿止痛。由五味消毒饮化裁而成。

16. 湿敷方

本方由黄柏、大黄、金银花、白鲜皮、苦参、佩兰组成。各适量，水煎，过滤，湿敷患处。功能清热祛湿，消肿止痒。用于风火湿热邪毒浸淫所致唇炎、慢性盘状红斑狼疮、扁平苔藓、颌面部疔痈等病程日久、局部糜烂作痒等。方中黄柏、大黄、金银花清热燥湿；白鲜皮、苦参、佩兰化湿止痒。由二黄散加味而成。

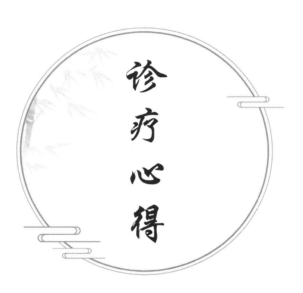

诊疗心得

一、牙体牙周疾病

（一）龋病

龋病是指牙体被蛀蚀，牙齿硬组织在色、形、质等方面均发生变化的一种口腔常见病和多发病。其发病十分广泛，没有区域差异，任何年龄和性别都可发病，我国龋病的发病率在 40%~65% 之间。龋病不仅破坏牙体外形、破坏咀嚼器官的完整性，影响消化功能，使机体健康素质下降。如未得到有效治疗，还会引起牙髓病、根尖周病和颌骨骨髓炎，甚至成为全身疾病的病灶，影响人体健康，造成不良后果。本病中医称为"虫牙"。

【病因病机】

1. 胃肠积热

牙齿为手、足阳明经循行路线。素有饮食不节，过食辛辣肥腻，致胃肠蕴热，火热循经上熏，攻于口齿，致牙齿龋洞疼痛。

2. 肾虚骨弱

肾为先天之本，主骨，齿为骨之余。肾虚骨弱，不能温养牙齿，致齿牙不固、牙齿龋坏。

【辨证要点】

1. 胃肠积热证

齿牙龋洞，遇酸、甜、冷、热酸痛加重。大便秘结，口渴欲饮，口气腐臭。舌红苔黄，脉滑数。

2. 肾虚骨弱证

牙体龋蚀，酸痛不适，尤遇冷、热刺激疼痛明显，牙齿松动。伴头晕眼花、腰膝酸软。舌红少苔，脉细。

【病案举例】

虚火牙痛之龋病

任某，男，65 岁，银行职员。1985 年 9 月 16 日初诊。

患者诉牙痛，酸痛不适，遇冷、热刺激疼痛，牙齿松动，伴有头晕眼花，腰膝酸软。患者自行到药店购买甲硝唑和阿莫西林口服，效果不明显，因严重影响进食，故来我科要求中医治疗。症见：牙痛，酸痛不适，遇冷、热刺激疼痛，伴有头晕眼花，腰膝酸软。患者痛苦面容，以手托患牙疼痛处，舌红，少苔，脉细。

诊断：龋病。

辨证：虚火牙痛。

治则：滋阴补肾，固齿止痛。

方选自拟方加减：续断 25g，杜仲 15g，枸杞子 15g，骨碎补 15g，首乌 10g，生地黄 10g，白芷 9g，细辛 3g，知母 10g，玄参 8g，甘草 5g。5 剂，日 1 剂，水煎服。

9 月 21 日二诊：服药后牙痛明显减轻，再 3 剂后，诸症消失，后建议患者对龋坏的牙齿行充填治疗，以防复发。

【心得体会】

龋病是人类常见、多发病之一，同时又是一种古老疾病，早在我国殷墟甲骨文中就有关于龋病的记载。《素问·缪刺论》云："齿龋，刺手阳明，不已，刺其脉入齿中，立已。"这是针刺治疗龋病的方法，也是治疗龋病的最早记录。本病的发生与口腔卫生息息相关。《诸病源候论》曰："食毕当漱口数过，不尔，使人病龋病。"《仁斋直指方》谓："凡人饮食甘肥不能洁齿，腐臭之气，淹渍日久，齿龈有孔虫蚀其间，蚀一齿尽，又度其余。"龋病发生与肾虚有关。如《证治要诀》有"齿蛀肾虚"的描述。

对于本病的治疗，胃肠积热者，治宜清胃泄热，燥湿杀虫，方选清胃散加味。若热困胃腑，疼痛症状较重，兼大便秘结，加大黄、芒硝、黄芩等；燥湿杀虫，加露蜂房、海桐皮。肾虚骨弱者，治宜滋阴补肾，坚齿护髓，方选六味地黄汤加骨碎补、菟丝子。西医治疗主要采用充填术，即去除龋坏组织，并制备成一定形态的窝洞后，选择适宜的充填材料修复牙体组织缺损。

中医治疗可减轻深龋的疼痛反应，临床对于个别患者惧怕磨牙或对麻醉过敏，或身体状况较差不能接受充填治疗时，此方法仍然实用。

（二）牙龈炎

牙龈炎是指发生在牙龈组织的炎症，它不侵犯深部牙周组织。牙龈炎包括慢性龈缘炎、青春期龈炎、妊娠期龈炎、急性坏死性龈炎、增生性龈炎等多种类型。其中最为多见的是慢性龈缘炎，又称为边缘性龈炎或单纯性龈炎。其临床特征是刷牙或咬硬物时牙龈出血。病损主要位于游离龈和龈乳头。发病极为广泛，几乎每个成年人在其一生中都可能发生程度不等的牙龈炎症。本病经适当和及时的治疗，多能痊愈，否则有可能发展成为牙周炎。本病属中医学"龈衄"或"齿衄"范畴。

【病因病机】

1. 胃腑积热

素体阳盛，或过食辛辣煎炒厚腻之品，致脾胃积热，湿热上蒸牙龈，血随火动，熏灼龈肉，灼伤血络，致齿龈红肿、渗血而发病。

2. 肾阴亏损

多由素体阴亏，或房劳伤肾，肾精空虚，以致阴虚阳亢，虚火上炎，灼伤牙龈，热伤血络而发病。

3. 脾气虚弱

多因素体虚弱，或忧郁思虑过度或饮食失调，损伤脾胃，以致脾气虚弱，中气不足，阴阳升降失调，气虚不能摄血，营血不得循经而妄行于脉外，则发为本病。

【辨证要点】

1. 胃腑积热证

患处齿龈红肿、肥大、疼痛、色鲜红、出血量多，口臭，烦渴多饮，或喜冷饮，多食易饥，大便秘结，舌质红，苔黄腻，脉洪数。

2. 肾阴亏损证

牙龈微红微肿、渗血绵绵、量少色淡，全身或见腰膝酸软，五心烦热，舌红，少苔，脉细数。

3. 脾气虚弱证

牙龈淡红不肿，牙龈渗血、量少而缠绵不止，全身或见口唇色淡，面色萎黄，头晕眼花，少气懒言，舌淡，脉细弱。

【病案举例】

案1　脾气虚弱之牙龈炎

范某，男，27岁，文员。1998年4月22日初诊。

自诉半年前开始牙龈频繁出血，尤其刷牙和咬水果时更甚，每次出血量不多，渗血绵绵，一般半小时后逐渐自行止血。曾在当地医院口腔科就诊，被诊为牙龈炎，并予以洁牙、消炎和口服维生素C等治疗措施，症状缓解，但过一段时间后依旧如此，反反复复，牙龈出血未能得到根本好转。遂来我科要求中医治疗。专科检查：牙龈淡红不肿，牙龈渗血，量少而绵绵不止，口腔卫生状况尚可，形体消瘦，双目无神，头晕眼花，面色萎黄，少气懒言，多梦易惊醒，纳差，便溏，舌淡，脉细弱。

诊断：牙龈炎。

辨证：脾气虚弱。

治则：补脾益气，摄血止衄。

方选补中益气汤加味：黄芪30g，白术10g，当归10g，升麻8g，柴胡10g，茯苓10g，山药10g，生地黄15g，石斛10g，白芍15g，黄连5g，藕节炭6g，荷叶炭6g，甘草6g。7剂，日1剂，水煎服。

4月29日二诊：服药后牙龈出血减少，精神面貌有明显改善，食量有所增加，睡眠明显好转，大便成形。上方去升麻、荷叶炭，再服7剂，日1剂，水煎服。

5月8日三诊：服上方7剂后，未再有出血现象，诸症消失。嘱平时多运动，定期洁牙。

随访1年，病情稳定。

案2　胃腑积热之牙龈炎

患者王某，男，35岁，公务员。1997年6月5日初诊。

自诉反复牙龈出血3个月加重1天。3个月前开始牙龈出血，且每次出血量较多，色鲜红，伴明显口臭、口干、大便稍干等。曾在西医院就诊，被诊为牙龈炎，行口腔洁治、消炎等治疗，前期疗效较好，后又反复发作。1天前喝酒后突然症状加重，出血量多，自行服用止血药后得到缓解。今来我科寻求中医治疗。症见牙龈肿痛，口干多饮，口臭，大便秘结。检查可见牙龈红肿肥大，点彩消失，龈沟深约3mm，探之出血，量较多，色鲜红，少许牙石，牙齿不松动，舌质红，苔黄腻，脉洪数。

诊断：牙龈炎。

辨证：胃腑积热。

治则：清胃泄热，消肿止衄。

方选清胃散加味：黄连 5g，生地黄 10g，当归 10g，升麻 8g，牡丹皮 10g，淡竹叶 5g，金银花 15g，蒲公英 10g，生石膏 15g，栀子 10g，藿香 10g，侧柏叶 9g，甘草 6g。7 剂，日 1 剂，水煎服。

6 月 13 日二诊：服药后牙龈出血、牙龈肿痛、口干、口臭、大便秘结等诸症明显减轻，但仍时而出现牙龈出血和牙龈肿痛。原方去生石膏、栀子，加白术 10g，石斛 10g，麦冬 10g，茯苓 10g。再服 5 剂。当日行牙齿洁治术。

6 月 19 日三诊：服用上方 5 剂后，未再有出血现象，诸症消失。至今未再复发。

案 3　肾阴亏损之牙龈炎

患者刘某，男，45 岁，高管。2002 年 11 月 13 日初诊。

自诉牙龈反复出血半年，出血量不多，色淡红，曾在西医院做血常规和凝血功能检查，均正常，并行牙周基础治疗，疗效欠佳。今来我科寻求中医治疗。症见牙龈微红微肿，牙龈渗血，量少血淡，全身可见腰膝酸软，五心烦热，起夜多，舌红，少苔，脉细数。

诊断：牙龈炎。

辨证：肾阴亏损。

治则：滋阴补肾，降火止衄。

方选知柏地黄汤加味：生地黄 10g，知母 10g，黄柏 10g，山茱萸 10g，牡丹皮 10g，山药 10g，茯苓 10g，泽泻 10g，牛膝 10g，藕节 8g，醋龟甲 15g（先煎），煅龙骨 15g（先煎），甘草 6g。7 剂，日 1 剂，水煎服。

11 月 21 日二诊：服药后诸症明显减轻，但仍有少许牙龈出血。上方加荆芥炭 10g，7 剂，日 1 剂，水煎服。

11 月 29 日三诊：服用上方 7 剂后，未再有出血现象，诸症消失。嘱继服六味地黄丸 1 个月，以巩固疗效。

【心得体会】

牙龈炎发病极为广泛，西医学认为主要是由于口腔不洁，菌斑和牙结石在牙龈局部堆积而形成。《证治准绳》曰："有齿间出血者，有阳明之支，风热之邪入牙龈，血热妄行，搏于血，故出血也。"中医学认为，手足阳明经络于上下牙龈，胃火炽盛，血热妄行是其主要发病原因。另外，脾气虚弱、统摄无权；肾阴亏虚，虚火内生，灼伤龈络均可导致本病发生。治疗上中医以清火止衄为主、兼补脾肾之不足，标本兼顾。局部结合龈上洁治术，彻底清除菌斑、软垢和牙石，并进行抛光。术后用3%过氧化氢溶液冲洗龈沟，涂上2%碘甘油。经及时、正确的中西医结合治疗，即可痊愈。

（三）牙周炎

牙周炎包括成人牙周炎、青春前期牙周炎、青少年牙周炎、快速进展性牙周炎和伴有全身疾病的牙周炎五种。其中以成人牙周炎较为多见。成人牙周炎是最常见的一种牙周炎症性疾病，多由慢性牙龈炎发展而来。通常表现为牙龈、牙周膜、牙槽骨及牙骨质的慢性进行性破坏。其主要特征是牙龈炎症、牙周袋形成、牙周袋溢脓、牙槽骨吸收和牙齿松动，疾病发展结果最终导致牙齿脱落。本病属中医学"牙宣""齿动""牙漏"等范畴。

【病因病机】

1. 脾胃湿热

嗜食膏粱厚味，或饮酒嗜辛，辛热损伤脾胃，致脾胃积热，其热循经上蒸齿龈，复感风邪，致气血滞留，化热化火，伤龈损络所致。

2. 肾阴亏损

齿乃骨之余，为肾之所主。肾精充沛，则牙齿坚固，若肾精亏虚，不能上濡于齿，加之阴虚火旺，虚火上炎于龈肉，致骨质萎软，齿龈萎缩而发病。

3. 气血不足

素体虚弱，或久病耗伤，气血不足，不能上输精微于齿龈，龈肉失养所致。

【辨证要点】

1. 脾胃湿热证

牙龈红肿疼痛，有深牙周袋，牙周袋溢脓，牙龈出血。伴口干、口渴喜饮，胃内嘈杂易饥，口臭。大便秘结，尿黄。舌苔黄厚，脉数。

2. 肾阴亏损证

牙龈微红肿，牙齿疏豁、动摇，咀嚼无力，冷热酸痛，龈肉萎缩，齿根外露，牙周袋深，袋内溢脓、渗血。伴头晕目眩，耳鸣，腰膝酸软，五心烦热，溲黄便燥。舌红，苔少，脉细数。

3. 气血不足证

齿龈萎缩、淡白，牙根宣露，牙齿松动，龈缝间偶有少量脓血溢出，咀嚼无力。伴面色无华，失眠多梦。舌质淡，苔薄白，脉沉细。

【病案举例】

案1 肾阴亏损之牙周炎

黄某，女，49岁，干部。2002年10月25日初诊。

近来时常牙龈出血，尤刷牙时为甚，牙齿咀嚼无力，兼头晕目眩、耳鸣、五心烦热。曾用西药治疗，疗效欠佳。遂来我科要求中医治疗。检查可见牙龈轻微红肿，根分叉外露，牙周袋深约4mm，探之出血，量不多，色淡红，轻压有少许脓液溢出，少量牙石，牙齿轻微松动。舌红少苔，脉细数。

诊断：牙周炎。

辨证：肾阴亏虚。

治则：滋阴补肾，益髓固本。

方选知柏地黄汤加减：生地黄15g，黄柏10g，黄连5g，麦冬10g，荆芥炭10g，知母10g，山茱萸10g，山药10g，茯苓10g，金银花10g，骨碎补10g，泽泻10g，牡丹皮10g，牛膝10g，白术10g，藿香10g，甘草6g。10剂，日1剂，水煎服。

11月5日二诊：服药后诸症减轻。上方去黄连、泽泻、藿香，10剂，日1剂，水煎服。

11月16日三诊：服完上方后，诸症消失。嘱六味地黄丸服用1个月，巩固疗效。

案2 脾胃湿热之牙周炎

患者刘某，女，35岁，工人。1999年6月9日初诊。

患者3天前感冒后上颌门牙区腭侧牙龈肿胀，疼痛难忍，兼口干、口渴、口臭。曾服用黄连上清片、牛黄解毒片等治疗，均无效。遂来我科治疗。症见上颌门牙区牙龈肿痛，影响进食。伴口干、口渴、口臭、大便秘结，尿黄。检查可见上颌中切牙腭侧近切牙乳头处红肿、色鲜红、表面光亮，压痛明显，未见明显化脓迹象，牙齿未见松动。舌苔黄厚，脉数。

诊断：牙周炎。

辨证：脾胃湿热。

治则：清胃泻火，消肿止痛，兼清风热。

方选清胃汤加减：生石膏 20g，生地黄 15g，黄芩 10g，黄连 5g，牡丹皮 10g，升麻 6g，金银花 10g，蒲公英 10g，牛蒡子 10g，藿香 10g，甘草 6g。5 剂，日 1 剂，水煎服。

6 月 14 日二诊：服用上方 5 剂后，切牙乳头处红肿基本消退，尚有轻微疼痛。上方去生石膏、升麻，加玄参 12g，麦冬 10g，服用 5 剂后病愈。

案 3　气血不足之牙周炎

患者郭某，女，62 岁，退休工人。1999 年 10 月 15 日初诊。

患者 3 个月来牙龈出血，牙齿松动，咀嚼无力，兼失眠多梦。曾在本院神经内科多次门诊治疗，疗效欠佳。遂来我科治疗。症见齿龈萎缩，淡白，牙根宣露，牙齿松动，龈缝间少量脓血溢出，咀嚼无力，刷牙出血。兼面色无华，失眠多梦。舌质淡，苔薄白，脉沉细。

诊断：牙周炎。

辨证：气血不足。

治则：补益气血，养龈健齿。

方选八珍汤加减：玄参 15g，熟地黄 10g，生地黄 15g，白术 10g，茯苓 10g，当归 10g，黄芪 15g，白芍 10g，金银花 15g，黄精 10g，骨碎补 15g，柏子仁 15g，合欢皮 10g，藿香 10g，灵芝 10g，甘草 6g。10 剂，日 1 剂，水煎服。

10 月 27 日二诊：服药后诸症减轻，睡眠改善。上方去柏子仁、合欢皮，10 剂，日 1 剂，水煎服。

11 月 8 日三诊：服完上方后，诸症消失。观察半年，病情稳定。

【心得体会】

牙周病发生的外在因素是牙周致病菌的存在，而全身易感因素包括遗传因素、内分泌紊乱、免疫功能缺陷和精神压力等是其发病的基本前提。只有在内外因素共同作用下才会导致本病的发生。从中医临床观察，本病病因与肾胃一脏一腑相关。《明医杂著》曰："牙床肿痛，齿痛动摇或黑烂脱落，世人皆作肾虚治，殊不知此属阳明经湿热。"《仁斋直指方》谓："齿者，骨之所终，髓之所养，肾实主之。故肾衰则齿豁，精盛则齿坚，虚热则齿动。"临床上，多从肾虚胃实两证辨证论治。胃火型病程短，龈肉肿痛，齿缝渗血或溢脓，口臭便干，舌红少津，脉多洪大。证属阳明之火炽盛，循经上炎。治以清热泻火。肾虚型病程长，龈肉肿痛不甚，但龈肉萎缩，齿浮欲脱，兼有头晕目眩、腰酸耳鸣等肾虚之象。多由实证日久失治而成，肾虚致肾精不能上濡牙骨龈肉，治当补肾固齿。

（四）牙本质过敏症

牙本质过敏症是指牙齿受到外界温度、化学、机械的刺激时产生的一种酸痛不适的症状。其特点是当刺激作用于牙齿时迅速出现酸痛不适感、持续时间短暂、疼痛尖锐，刺激去除后症状消失。相当于中医学的"齿齼"范畴。

【病因病机】

肾主骨，齿为骨之余。若先天不足，或房事不节，耗伤阴精，或热入血分，真阴被劫，或他脏阴伤，穷必及肾，使阴精劫伤，肾精亏损，髓弱骨虚，牙齿不坚，牙体被磨耗、酸蚀、缺损所致的本病。

【辨证要点】

本病发病缓慢，病程较长，中老年人多见。临床多见牙齿酸弱，遇冷热均不适，甚至疼痛，咀嚼无力。舌淡红，苔少，脉虚细数。

【病案举例】

肾虚髓弱之牙本质过敏症

于某，男，56岁，司机。2007年8月5日初诊。

近半年来进冷热酸甜食物时牙齿经常性酸痛不适、咀嚼无力，兼头晕眼花、夜尿频多。有多年咀嚼槟榔史。曾去湘雅医院口腔科诊治，被诊为牙本质过敏症，予以脱敏治疗，疗效欠佳。遂今来我科要求中医治疗。症见牙齿酸痛不适，咀嚼无力，伴头晕眼花，夜尿频多。检查可见牙龈萎缩，根分叉外露，后牙咬合面呈刀削样磨损，其上可见髓腔形态，探诊有酸痛感，右下中切牙缺失，全口少量牙石，牙齿轻微松动，舌淡苔白，脉虚细数。

诊断：牙本质过敏症。

辨证：肾虚髓弱。

治则：滋阴补肾，益髓健齿。

方选知柏地黄汤加减：黄柏 10g，知母 10g，山茱萸 8g，山药 10g，茯苓 10g，泽泻 10g，牡丹皮 10g，枸杞子 10g，女贞子 10g，防风 10g，没食子 10g，醋龟甲 15g（先煎），煅龙骨 15g（先煎），甘草 6g。10 剂，日 1 剂，水煎服。嘱戒除槟榔。

8 月 16 日二诊：药后头晕眼花、夜尿频多诸症减轻，牙齿酸痛仍在。上方去没食子、煅龙骨，加骨碎补 15g，菟丝子 10g，10 剂，日 1 剂，水煎服。

8 月 27 日三诊：服药后牙齿酸痛基本消失，但牙齿仍有轻微松动。嘱服用知柏地黄丸 1 个月，巩固疗效。

【心得体会】

牙本质过敏症从中医学上来讲，乃肾虚髓弱所致。肾主骨，齿为骨之余，若先天不足或后天耗损，至髓弱骨虚，牙齿不坚，则牙体易被磨损而酸弱、咀嚼无力。《诸病源候论·卷二十九》曰："齿龋，音楚，齿伤酢也。齿者，骨之所终，髓之所养，髓弱骨虚，风气客之，则龋。"《仁斋直指方·齿论》曰："齿者，骨之所终，髓之所养，肾实主之。"治当滋阴补肾，益髓健齿。

（五）根尖周病

根尖周病是发生在牙根尖周围组织的炎性疾病。多由牙髓病发展而来，亦可由不当外力刺激或医源性因素，如牙齿治疗过程中根管器械或药物超出根尖孔所导致。临床上根据其牙齿咬合疼痛、牙龈反复肿胀或流脓等表现分为急性根尖周炎和慢性根尖周炎两种。本病属中医学"牙痛"范畴，慢性者称为"牙漏""齿瘘"等。

【病因病机】

1. 胃火上攻

龋病日久，秽毒蕴结，复感风热，蕴热循经上攻牙龈齿根，气血壅滞，化腐成脓，形成本病。

2. 正虚邪实

久治不愈，或失治误治，病久必虚，邪毒蕴结，最后穿破骨膜，经常溢脓，疮口难收，形成慢性病损。

【辨证要点】

1. 胃火上攻证

持续性钝痛或跳痛，能指出病牙部位，咬合时疼痛，叩痛明显，遇热痛重，遇冷痛减，牙龈红肿，触之有波动感，肿势连及面颊。伴见发热口渴，头痛食少，便结尿赤。X线片可有或无骨质改变。舌质红，苔黄腻，脉滑数。

2. 正虚邪实证

一般无自觉症状，咀嚼不适感。多有牙髓炎病史，牙齿松动酸软，咀嚼无力。牙根尖处黏膜可见瘘管，按压可有脓汁溢出。X线片根尖区或见骨质破坏。或伴神疲乏力，食少纳差。舌质淡，苔白，脉弦细。

【病案举例】

案1 胃火上攻之急性根尖周炎

唐某，女，48岁，工人。2015年12月7日初诊。

自诉10日前进食羊肉火锅后，双侧下后牙出现疼痛，并有牙龈肿痛，牙龈处各肿起一小疱。今来我院就诊，要求中药治疗。检查：36、46远中邻𬌗面龋坏，探诊（±），叩诊（+），冷热刺激（-），其根方各见一直径约4mm小疱，探诊质软，戳破见脓液溢出。X线片未见明显异常。伴口渴喜冷饮，口臭，大便秘结，舌质红，苔黄，脉滑数。

诊断：急性根尖周炎。

辨证：胃火上攻。

治则：清热泻火，解毒排脓。

方选清胃散合仙方活命饮加减：升麻10g，黄连5g，当归10g，生地黄15g，牡丹皮10g，白芷10g，生石膏15g，金银花15g，连翘10g，大黄10g，淡竹叶5g，防风10g，赤芍10g，甘草5g，皂角刺10g。7剂，日1剂，水煎服。

12月14日二诊：服药后牙龈小疱缩小，未见脓液溢出，便秘口臭有所缓解。原方去生石膏、大黄、皂角刺，加生黄芪15g，麦冬10g，7剂，日1剂，水煎服。

12月21日三诊：服药后牙齿疼痛消失。守原方去升麻、白芷7剂。

观察半年，未见复发。

案 2　正虚邪实之慢性根尖周炎

患者张某，女，56 岁，农民。2019 年 10 月 15 日初诊。

自 2019 年春节后开始出现左下后牙疼痛，自行服用布洛芬、人工牛黄甲硝唑后好转。不几日出现左下牙齿酸软无力感，咀嚼时觉牙齿不适，于外院就诊，诊断为"36 牙慢性根尖周炎"，建议根管治疗，患者拒绝，遂来我院就诊要求中药治疗。检查：口腔卫生差，牙垢较多，全口牙不同程度松动。36 𬌗面见深龋洞，探诊（－），叩诊（＋），松动度 II°，冷热刺激（－），其根方牙龈一窦道，并见脓汁外溢，X 线片示 36 根尖区一小范围边界清晰的低密度影。伴神疲乏力，食少纳差，声低气短。舌质淡，苔薄白，脉细无力。

诊断：慢性根尖周炎。

辨证：正虚邪实。

治则：补益气血，托里排脓。

方选托里消毒散加减：黄芪 15g，白术 10g，茯苓 10g，当归 10g，赤芍 10g，石斛 10g，麦冬 10g，金银花 15g，蒲公英 10g，白芷 10g，皂角刺 10g，桔梗 10g，淡竹叶 5g，甘草 5g。7 剂，日 1 剂，水煎服。

10 月 22 日二诊：服药后牙齿无力感明显好转，窦道溢脓减少，神疲乏力纳差改善。原方去赤芍、皂角刺，加藿香 10g，薏苡仁 15g，7 剂，日 1 剂，水煎服。

10 月 29 日三诊：服药后症状基本消失，改口服知柏地黄丸 1 月，滋阴补肾降火，巩固其疗效。观察半年，病情稳定。

【心得体会】

根尖周病多来源于牙髓疾病未治疗或治疗不到位，转为慢性根尖周疾病，后可急性发作。或由于急性外伤、医源性损伤等造成急慢性炎症。临床治疗主要采取根管治疗，预后较好。本病辨证施治应分为急性和慢性两类，急性期多属胃火上攻证，应治以清热泻火，解毒排脓；慢性炎症患者，多属正虚邪恋，或肾阴亏虚，虚火上炎证，应治以补虚为主，兼以托里解毒或滋阴降火。

对于此类患者，临床工作中宜西则西，建议行根管治疗，或在治疗过程中辅以中药，改善症状，治愈疾患。

二、口腔黏膜疾病

（一）复发性阿弗他溃疡

复发性阿弗他溃疡又称复发性阿弗他口炎、复发性口腔溃疡，是最常见的口腔黏膜溃疡类疾病。本病具有周期性、复发性、自限性特征，溃疡灼痛明显。溃疡多为圆形或椭圆形，边缘整齐，周围有窄的红晕，可发生于口腔黏膜任何部位，女性患病率一般高于男性。本病属于中医学"口疮""口疳""口破""口疡"等范畴。

【病因病机】

1. 心火上炎

邪毒内蕴，心经受热；或思虑过度，情志之火内郁，心火亢盛，或心火移于小肠，循经上攻于口均可致口舌溃烂生疮。

2. 胃肠积热

平素饮食不节，过食膏粱厚味，辛辣炙煿之品，以致运化失司，胃肠蕴热，热盛化火，循经上攻，熏蒸于口所致口舌生疮。

3. 肝郁化火

内伤七情，情志不舒，肝失条达，肝郁化火；经行之时，经气郁遏更甚，肝火旺盛，上灼口舌所致口疮。

4. 阴虚火旺

素体阴虚，或久病伤阴；或因思虑过度，睡眠不足，耗伤阴血，阴虚火旺，虚火上炎而发口疮。

5. 脾虚湿困

脾气虚损，水湿不运；或湿邪困脾，脾失健运，导致脾阳不升，浊阴不降，化生湿热，上熏口腔而导致黏膜溃疡。

6. 脾肾阳虚

先天禀赋不足；或久用寒凉药物，伤及脾肾。脾肾阳虚，阴寒内盛，寒湿上渍口舌，肌膜失却濡养，口疮经久不愈。

【辨证要点】

1. 心火上炎证

溃疡多位于舌尖、舌前部或舌侧缘，数目较多，面积较小，局部红肿疼痛明显。伴口干口渴，心中烦热，小便黄赤，舌尖红，苔薄黄，脉略数。

2. 胃肠积热证

溃疡多位于唇、颊、口底部位，基底深黄色，周围充血范围较大。伴口干口臭，大便秘结，小便黄赤，舌红绛，苔黄腻，脉滑数。

3. 肝郁化火证

溃疡数目大小不一，周围黏膜充血发红，常随情绪改变或月经周期而发作或加重。可伴有胸胁胀闷，心烦易怒，口苦咽干，失眠不寐，舌尖红或略红，舌苔薄黄，脉弦数。

4. 阴虚火旺证

溃疡数目少，分散，边缘清楚，基底平坦，呈灰黄色，周围绕以狭窄红晕，有轻度灼痛。常伴有头晕目眩，五心烦热，口干咽燥，唇赤颧红，舌红，少苔，脉细数。

5. 脾虚湿困证

溃疡数目少，面积较大，基底深凹，呈灰黄或灰白色，边缘水肿，红晕不明显。常伴头身困重，口黏不渴，食欲不振，胃脘胀满，时有便溏，舌质淡，有齿痕，苔白滑腻，脉沉缓。

6. 脾肾阳虚证

溃疡量少，分散，表面紫暗，四周苍白，疼痛轻微，或仅在进食时疼痛，遇劳即发。可伴有面色无华，形寒肢冷，下利清谷，少腹冷痛，小便多，舌质淡，苔白，脉沉弱无力。

【病案举例】

案 1　心火上炎之复发性阿弗他溃疡

张某，女，25 岁，在职白领。2010 年 4 月 7 日初诊。

口腔溃疡反复发作两年余，2008 年初开始口舌溃疡，每次发生与月经周期无关，自行服用维生素 B 族，效果不明显，近半年发作频繁，间歇期较短，心烦失眠，小便黄，偶有便秘，遂今于我处就诊求治。检查：口内卫生状况可，舌尖见多个粟米大小溃疡、色黄、周围略充血，舌红，苔薄黄，脉数。

诊断：复发性阿弗他溃疡。

辨证：心火上炎。

治则：清心泻火。

方选泻心导赤散加减：生地黄 15g，黄连 5g，茯苓 10g，淡竹叶 5g，甘草 5g，酸枣仁 15g，大青叶 10g，木通 10g，莲子心 5g，金银花 15g，黄芩 10g，郁金 10g。10 剂，日 1 剂，水煎服。

4 月 18 日二诊：服药后溃疡数目减少，心烦失眠明显改善，原方去黄芩、木通，加玄参 10g。10 剂，日 1 剂，水煎服。

4 月 29 日三诊：经治疗后口内无明显溃疡，全身症状消失，观察半年，未见复发。

案 2 胃肠积热之复发性阿弗他溃疡

刘某，女，40 岁，务农。2002 年 8 月 7 日初诊。

诉口内反复起疱 6 月余，曾于当地卫生院就诊，诊断为复发性口腔溃疡，给予口服消炎药治疗（药品不详），效果欠佳，近两个月发作时疼痛，影响进食，有口干症状，家人觉其口臭明显，今于我处就诊。检查：口内卫生欠佳，闻及口内异味，下唇内侧黏膜见多个黄豆大小溃疡，凹陷，色黄，周围红肿，小便黄，大便结，舌红绛，苔黄腻，脉滑数。

诊断：复发性阿弗他溃疡。

辨证：胃肠积热。

治则：清热泻火，凉血解毒。

方选清胃散合凉膈散加减：生地黄 15g，黄连 5g，升麻 10g，生石膏 15g，牡丹皮 10g，当归 10g，栀子 10g，茯苓 10g，大黄 10g，藿香 10g，甘草 5g。10 剂，日 1 剂，水煎服。

8 月 17 日二诊：口内溃疡明显减少，口内异味症状缓解，小便可，大便次数较多。原方去升麻、大黄、生石膏，加玄参 10g。10 剂，日 1 剂，水煎服。

8 月 28 日三诊：服药后诸症消除，观察半年，未见复发。

案 3 肝郁化火之复发性阿弗他溃疡

患者张某，女，36 岁，房地产销售职员。2010 年 3 月 10 日初诊。

诉口内起疱数日，平时每次发作都在月经前后，工作压力较大，经常失眠多梦，未行特殊处理，今来我院就诊要求中医药治疗。检查：口内黏膜广泛发红，双侧舌缘见数个散在粟米大小溃疡，周围黏膜充血发红，咽后壁略充血，舌尖略红，苔薄黄，脉弦数。

诊断：复发性阿弗他溃疡。

辨证：肝郁化火。

治则：疏肝理气，泻火解毒。

方选丹栀逍遥散加减：柴胡15g，郁金10g，当归10g，白芍10g，白术10g，茯苓10g，牡丹皮10g，栀子10g，桔梗10g，金银花10g，甘草5g，薏苡仁10g。10剂，日1剂，水煎服。

3月21日二诊：服药后症状有所好转，咽部无明显不适，口内仍有一小溃疡。原方去桔梗、栀子，加柏子仁10g，合欢皮10g。10剂，日1剂，水煎服。

4月1日三诊：服药后口内无明显溃疡，观察1年，未见复发。

案4　阴虚火旺之复发性阿弗他溃疡

患者刘某，女，58岁，工人。2013年5月20日初诊。

诉口内反复长溃疡数年，未行特殊治疗，近半年溃疡发作次数增多，伴腰膝酸软，经常头晕，口燥咽干，手足心发烫。检查：口内卫生状况一般，舌缘见多个绿豆大小溃疡，略凹陷，呈灰黄色，周围见轻微红晕，触之轻微疼痛，口内唾液分泌量较少，舌红，苔薄黄，脉细数。

诊断：复发性阿弗他溃疡。

辨证：阴虚火旺。

治则：滋阴补肾，降火敛疮。

方选知柏地黄汤加减：熟地黄10g，山茱萸10g，山药10g，泽泻10g，牡丹皮10g，茯苓10g，盐知母10g，黄柏10g，麦冬10g，金银花10g，黄连5g。10剂，日1剂，水煎服。

6月1日二诊：服药后头晕、口燥咽干等症状较前明显好转，口内无明显溃疡。守原方，10剂，日1剂，水煎服。

6月11日三诊：服药后诸症状消失，嘱其口服知柏地黄丸1月，巩固疗效。观察1年，未见复发。

案5　脾肾阳虚之复发性阿弗他溃疡

患者杨某，男，65岁，退休干部。2015年9月8日初诊。

诉口内反复溃疡1年余，未曾在外院就诊或服药，发作时疼痛，影响进食，在家带小孩，较为劳累，经常腰痛腿冷，小便较多。检查：舌尖见两个黄豆大小溃疡，触之轻微疼痛，下唇内侧黏膜见一粟米大小溃疡，舌质淡，苔白，脉沉弱无力。

诊断：复发性阿弗他溃疡。

辨证：脾肾阳虚。

治则：温补脾肾，引火归原。

方选附桂八味丸加减：熟地黄 15g，山茱萸 10g，牡丹皮 10g，山药 10g，茯苓 10g，泽泻 10g，熟附片 10g（先煎），肉桂 3g，黄柏 10g，生地黄 15g，金银花 15g。10 剂，日 1 剂，水煎服。

9 月 20 日二诊：服药后症状较前减轻，偶有口干。原方去附子、肉桂，加麦冬 10g，石斛 10g。10 剂，日 1 剂，水煎服。

9 月 30 日三诊：服药后诸症消失。观察半年，未见复发。

【心得体会】

复发性阿弗他溃疡发病存在明显的个体差异，与遗传、免疫、环境等因素相关，病因尚不十分明确。中医学认为与各脏腑、阴阳、气血、寒热、虚实均有关。脾开窍于口，上唇属脾，下唇属肾，舌为心之苗，心开窍于舌，舌尖属心肺，舌背中央属脾胃，边缘属肝胆，舌根属肾，腮、颊、牙龈属胃。故口疮可发生于口腔黏膜任何部位。口疮病因复杂，治疗方法多样，方药也极其丰富。有治以苦寒，如泻心导赤散、清胃散、凉膈散；有治以甘温，如附桂八味丸等，临证时应辨清寒热、虚实，但清热解毒类药贯穿始终，据本人体会宜少用补气类、滋阴类、补阳类药物。

（二）口腔单纯性疱疹

口腔单纯性疱疹是由单纯疱疹病毒引起的急性口腔黏膜及口周皮肤以疱疹为主的感染性疾病，本病有自限性，可复发，是口腔临床上最常见的病毒感染性疾病。流行病学资料表明，30%～90% 的居民血清中有抗单纯疱疹病毒抗体，说明曾发生过或正在发生单纯疱疹病毒感染。一般认为，人类是单纯疱疹病毒唯一的自然宿主，口腔、皮肤、眼、阴部、神经系统是易感染部位。临床上根据是否首次感染分为原发性疱疹性口炎和复发性疱疹性口炎两大类。前者以口腔黏膜充血、水疱、浅表性溃疡为临床特征，多发于儿童；后者是因潜伏于体内的病毒，在感冒、发烧、疲劳等条件下发生的复发性损害，以口唇及口周成簇小水疱、溃破、渗出、结痂为临床特征，多发于成年人。属中医学"口舌生疮""热毒口疮"等范畴。

【病因病机】

1. 外邪侵袭

外感风寒，或风热邪毒侵袭，灼伤口腔黏膜，溃破成疮发为本病。

2. 心脾积热

素体心脾蕴热，复感外邪，外邪引动内热，循经上攻，熏灼口舌而成本病。

3. 阴虚火旺

素体阴虚，或温热病后期余热未尽，气阴两伤，阴津不足，虚火上炎于口发为本病。

【辨证要点】

1. 外邪侵袭证

口腔黏膜或有成簇、散在小水疱，伴有恶寒发热，口渴心烦，小儿有夜间啼哭不休、拒食、烦躁不安等。舌质淡或红，舌苔薄白或薄黄，脉浮数有力。

2. 心脾积热证

口腔黏膜及牙龈红肿，疱破溃成糜烂面，可相互融合成片，伴发热面赤，口渴，心烦不安，大便秘结，小便黄赤。舌质红，舌苔黄，脉洪数。

3. 阴虚火旺证

病程缠绵，反复发作，口唇起疱，病损范围小，不甚疼痛，但久不愈合，可伴有咽干口燥，五心烦热，精神困倦。舌质红，苔少，脉细数。

【病案举例】

案1　风热侵袭之口腔单纯性疱疹

李某，女，5岁。1995年6月10日初诊。

母代诉患儿口内发小水疱两日，两日前患儿曾有发热症状，夜间易惊醒啼哭，胃口差，今来我院就诊。检查：口底前庭沟处见散在、成簇小水疱，舌尖红，苔薄黄，脉浮数有力。

诊断：口腔单纯性疱疹。

辨证：风热侵袭。

治则：疏风清热。

方选银翘散加减：金银花 10g，连翘 10g，薄荷 3g（后下），荆芥 10g，牛蒡子 10g，蝉蜕 3g，大青叶 10g，土茯苓 10g，藿香 5g，牡丹皮 5g，黄芩 5g，板蓝根 10g，生地黄 5g。5 剂，日 1 剂，水煎服。

6 月 16 日二诊：服药后口内成簇小疱消失，仍不想吃东西，原方去蝉蜕、黄芩、大青叶，加炒白术 5g，鸡内金 5g。5 剂，日 1 剂，水煎服。

6 月 22 日三诊：服药后病愈。

案 2　阴虚火旺之口腔单纯性疱疹

席某，男，40 岁，工人。1989 年 10 月 14 日初诊。

诉口内、唇部反复起疱数月。两年前的一次感冒后口内、唇部起疱，自行服用消炎药（药物不详），病情好转。近几个月口唇部反复起疱，愈合较慢，疼痛不适，伴口渴咽干，失眠多梦，易疲劳，未经特殊治疗，今来诊。检查：颜面部对称，无明显张口受限，下唇唇红部见一黄豆大小痂皮，无明显渗出，下唇内侧黏膜见散在数个小水泡，咽后壁充血，舌质红，舌薄白，脉细数。

诊断：口腔单纯性疱疹。

辨证：阴虚火旺。

治则：滋阴降火，凉血解毒。

方选知柏地黄汤加减：盐知母 10g，黄柏 10g，熟地黄 15g，山茱萸 10g，生地黄 15g，金银花 15g，大青叶 10g，板蓝根 10g，牡丹皮 10g，桔梗 10g，麦冬 10g，山药 10g，茯苓 10g，甘草 5g。10 剂，日 1 剂，水煎服。

10 月 26 日二诊：服药后症状明显好转，唇部水疱已结痂脱落，无明显渗出，未见新的水疱形成。原方去大青叶、板蓝根。10 剂，日 1 剂，水煎服。

11 月 8 日三诊：服药后病愈。

观察半年，未见复发。

案 3　脾胃湿热之口腔单纯性疱疹

患者周某，女，56 岁，务农。2016 年 3 月 10 日初诊。

诉口舌溃烂 3 日。3 天前感冒发烧后出现口舌溃烂，唇部周围皮肤有小水泡，破溃后见黄色渗出液体，能闻及其口臭，小便黄，大便偏稀，未自行服药，今来诊。检查：唇红部口周皮肤见散在小水疱，有黄色液体渗出，闻及口内异味，舌部见数个小水疱，周围略充血，舌红，苔黄腻，脉滑数。

诊断：口腔单纯性疱疹。

辨证：脾胃湿热。

治则：清热利湿，健脾化浊。

方选泻黄散合导赤散加减：生地黄15g，山木通10g，淡竹叶5g，甘草5g，广藿香10g，山药10g，防风10g，大青叶10g，白术10g，金银花15g，薏苡仁15g。10剂，日1剂，水煎服。

3月21日二诊：患者诉服药后，大小便较前正常，口内情况明显好转。口周皮肤见结痂，无明显渗出，舌部无明显溃疡或水疱，舌红，苔黄，脉数。原方去木通、淡竹叶、大青叶。10剂，日1剂，水煎服。

4月1日三诊：服药后病愈。

【心得体会】

本病以6岁以下儿童较多见，尤其是6个月至2岁更多。复发性疱疹性口炎，多见于成年人。一般复发感染的部位在口唇或接近口唇处，故又称复发性唇疱疹。复发的诱因包括情绪因素、重病、曝晒、外伤、疲劳、感冒发热等。《圣济总录》曰："热疮本于热盛，风气因而乘之，故特谓之热疮。"中医学认为与外邪侵袭、脾胃湿热、阴虚火旺等有关。现代谓之其发病与否与机体免疫功能有关，即体虚湿毒之气内染是产生该病的关键所在，疏风清热、利湿解毒的同时注意补虚。

（三）口腔念珠菌病

口腔念珠菌病是由念珠菌的某些种群引起的原发或继发感染。念珠菌是一种常见的条件致病菌，属于酵母样真菌。引起人类念珠菌病的主要是白色念珠菌、热带念珠菌和高里念珠菌，占60%~80%。近年来报道，念珠菌感染菌种存在变迁趋势，引起念珠菌感染中非白色念珠菌增多，且在病灶中可存在多种致病性念珠菌的混合感染。同时由于耐药菌的增多，使得口腔念珠菌病的治疗难度上升。因此，提高对口腔念珠菌病的认识，防止因漏诊、误诊、延误治疗十分重要。本病中医学称"鹅口疮""雪口"。

【病因病机】

1. 心脾积热

乳母孕期嗜食辛辣炙煿之品，郁久化热，遗患胎儿。胎中伏热，蕴积心脾，出生后护理不当，复感外邪，引动内热，循经上炎，熏灼口舌发为本病。

2. 脾虚湿盛

素体脾虚，或久病久泻，脾胃受损，或过食苦寒药物损伤脾胃，致使脾运失职，水湿上泛，浸渍口舌，变生白腐发为本病。

3. 阴虚火旺

素体肝肾阴虚，或后天失养，或久病久泻损伤肾阴，致使阴虚火旺，虚火上炎，熏蒸口舌发为本病。

【辨证要点】

1. 心脾积热证

口腔黏膜充血发红，初期出现散在白色斑点，以后融合成片，呈白色绒状斑膜，迅速满布，并见面赤唇红，口臭流涎，烦躁不安，便秘尿赤。舌尖红赤，苔黄或腻，指纹紫滞。

2. 脾虚湿盛证

口腔黏膜充血不甚，上布白屑，范围广泛，且较湿润，伴面色萎黄，形体消瘦，倦怠无力，纳呆食少，大便溏薄。舌体肥胖，舌质淡白，苔白腻，脉沉缓无力。

3. 阴虚火旺证

口腔黏膜暗红无光，或见白屑散在、稍干，伴形体消瘦，潮热盗汗，两颧发红，倦怠无力，口干。舌质光红，苔少，脉细数。

【病案举例】

案1　心脾积热之口腔念珠菌病

阳某，女，6个月。2010年11月13日初诊。

母代诉患儿口内发白数日，曾有发热史，晚上间常啼哭，时常吐奶，口内有异味，流涎，未行特殊处理，特来我处就诊求治。检查：患儿口内黏膜发红充血，两颊部见白色斑点融合成片状，高出黏膜面，棉签用力擦拭可擦去，舌尖红赤，指纹紫色。

诊断：口腔念珠菌病。

辨证：心脾积热。

治则：清泄心脾积热。

方选导赤散加减：生地黄5g，淡竹叶1g，甘草3g，黄连1g，金银花5g，连翘5g，黄芪5g，白术3g，桔梗1g，蝉蜕1g。3剂，日1剂，水煎服。并嘱其用生理盐水棉签擦拭口腔，每日3~4次。

11月17日二诊：药后夜间已不啼哭，白色凝乳状消退许多，其他症状较前明显好转，检查见口内黏膜充血情况较前好转，双颊未见明显斑点，舌红，苔薄。原方去黄连，3剂，日1剂，水煎服。并继续用生理盐水棉签擦拭患儿口腔。

11月21日三诊：服药后病愈。嘱其哺乳前，哺乳器及乳头要擦拭干净。

【心得体会】

《诸病源候论》曰："小儿初生，口里白屑起，乃至舌上生疮，如鹅口里，谓之鹅口。此由在胎时受谷气盛，心脾热气，熏发于口故也。"乳母孕期嗜食辛辣炙煿之品，使心脾积热，胎热内蕴遗患胎儿。出生后护理不当，口腔不洁，加之复感邪热，使心脾热毒循经上蒸，熏灼口舌而发病。治法当以清脾泻热，方选导赤散或清热泻脾散，使积热得清，火不上熏而病愈。

案2　脾虚湿盛之口腔念珠菌病

周某，女，63岁，务农。2008年12月10日初诊。

诉口腔内长有白色物数月，并觉口干不适，自行服用消炎类药物（药品不详）和到当地卫生服务站输液（药品不详），最近口内白腐物增多，症状加重，特来诊求治。检查：颜面部对称，无明显张口受限，口腔黏膜见散在乳白色斑膜，周围稍充血发红，口内唾液分泌量尚可，食少倦怠，大便溏薄，舌质淡，苔白腻，脉沉缓无力。

诊断：口腔念珠菌病。

辨证：脾虚湿盛。

治则：健脾燥湿，芳香化浊。

方选参苓白术散加味：党参10g，白术10g，茯苓10g，山药10g，白扁豆10g，薏苡仁15g，砂仁10g，桔梗10g，甘草5g，黄连5g，麦冬10g。7剂，日1剂，水煎服。嘱其淡盐水漱口，每日4~5次。

12月18日二诊：诉服药后症状较前好转，口干不适感明显减轻，现舌背有发白，口腔黏膜其他地方白色斑膜消退。原方减黄连，加淡竹叶5g。10剂，日1剂，水煎服。

12月29日三诊：服药后诸症得到缓解，唾液培养未见白色念珠菌。

案3　阴虚火旺之口腔念珠菌病

张某，女，58岁，退休。2004年4月4日初诊。

诉口干舌燥，舌部不适数月。照镜子见舌部发红，口内黏膜发白，自行服用消炎药（头孢类），有时去诊所看中医，未见明显效果，今来我处就诊。检查：无明显张口受限，口内黏膜呈暗红色，双颊黏膜呈点状发白，口内唾液分泌较少，舌红苔少，脉细数。唾液培养结果为白色念珠菌感染。

诊断：口腔念珠菌病。

辨证：阴虚火旺。

治则：滋阴清热降火。

方选知柏地黄汤加味：熟地黄15g，山药10g，山茱萸10g，泽泻10g，茯苓10g，知母10g，黄柏10g，牡丹皮10g，黄连5g，南沙参10g，淡竹叶5g，麦冬10g，石斛10g。10剂，日1剂，水煎服。嘱其淡盐水漱口，每日4~5次。

4月14日二诊：诉服药后症状较前好转，双颊黏膜粥样发白消退，偶有口干症状。原方去淡竹叶、知母、黄柏、黄连。10剂，日1剂，水煎服。

4月25日三诊：药后口干明显好转，原方加西洋参5g（单煎兑服），天花粉10g。10剂，日1剂，水煎服。

5月6日四诊：服药后病愈。唾液培养未见白色念珠菌。

【心得体会】

口为脾之窍，舌乃心之苗，足少阴肾经系舌本。素体脾胃亏虚，或久病久泻，或过食苦寒药物，损伤脾胃，使脾失健运，水湿上泛；或肾阴亏损，水不制火，阴不潜阳，使虚火上浮。故成人患此疾，与脾肾息息相关。治则健脾滋肾为大法，辅以化浊利湿。必要时可用黄连、金银花、薄荷、甘草各适量，煎水含漱。也可外用散剂，如冰硼散、锡类散、养阴生肌散等撒患处。

（四）口腔扁平苔藓

口腔扁平苔藓是一种非感染性慢性浅表性炎症。病变可于口腔黏膜和皮肤先后或同时发生，也可以单独发生。口腔黏膜表现为珠光色白色条纹交织成条索状、网状、树枝状、环状及斑块状等多种形态，也可以先后出现或重叠发生丘疹、水疱、糜烂、萎缩、色素沉着等病损。该病发病率不超过1%，好发年龄为13~80岁。男女比例为1∶1.5，患者伴皮肤损害的概率约有54%，因有恶变可能，可将其归于癌前状态。本病属中医学"口藓""口蕈""口破"等范畴。

【病因病机】

1. 脾胃湿热

风热湿毒之邪侵袭口腔留滞不去，或脾失健运，湿浊内生，郁而化热，湿热上蒸于口，邪毒蓄积于局部所致。

2. 肝郁气滞

情志不畅，或工作压力大，或家庭因素等，致肝气郁滞，气机失和，运行不畅形成黏膜斑纹。

3. 阴虚内燥

肝肾阴虚，水不制火，虚火上炎于口；或心血亏虚，黏膜失于濡养，或心火蒸灼而发生黏膜粗糙、萎缩或增厚。

【辨证要点】

1. 脾胃湿热证

两颊、舌、唇部白色斑纹，间有形状不规则糜烂，并有黄色渗出物覆盖，局部疼痛明显，伴有口干或口苦，便结溲赤。舌红，苔薄黄或腻，脉滑数。

2. 肝郁气滞证

口腔颊、舌、唇、龈等出现白色斑纹，中间夹有充血红斑，轻度疼痛不适，进食时局部敏感，往往伴有情志不舒或抑郁，胸胁胀满，月经不调。舌质红，苔薄黄，脉弦。

3. 阴虚内燥证

口腔黏膜呈斑块状角化，或黏膜呈白色损害，表面粗糙、萎缩或增厚，无光泽，伴心烦口干，舌质淡，苔薄黄，脉细或细数。

【病案举例】

案1　脾胃湿热之口腔扁平苔藓

杨某，女，40岁，公司职员。2012年7月9日初诊。

诉口内发白粗糙数月，食辛辣食物时刺激、疼痛不适，未自行服药，今来诊。检查：无明显张口受限，舌背与双颊黏膜均见白色斑纹，扪及表面粗糙感，黏膜充血、轻度糜烂，伴口干口苦，大便溏，小便黄，舌红，苔薄黄，脉滑数。

诊断：口腔扁平苔藓。

辨证：脾胃湿热。

治则：清脾泻热，解毒祛湿。

方选平胃散合二妙散加减：苍术10g，柴胡10g，黄芩10g，生地黄15g，牡丹皮10g，金银花15g，薏苡仁15g，厚朴10g，陈皮10g，甘草5g，黄柏10g。10剂，日1剂，水煎服。

7月19日二诊：服药后症状较前好转，局部糜烂及疼痛感明显减轻，口内斑纹仍存，偶有便秘。原方加大青叶10g，蝉蜕5g。10剂，日1剂，水煎服。

7月29日三诊：服药后疼痛、糜烂消失，但口内白色斑纹部分存在。守原方10剂，日1剂，水煎服。

观察半年，病情稳定。

案2　肝郁气滞之口腔扁平苔藓

唐某，女，36岁，高校教师。2010年9月25日初诊。

诉牙龈及舌部发现白色斑纹1月余，一月前突然发现牙龈及舌部有白色花纹，进食时有局部刺激不适感，伴情志不舒，胸肋胀闷，失眠多梦，偶有月经不调，未行特殊治疗，今来诊。检查：无明显张口受限，右下磨牙区颊侧牙龈及前庭沟处见白色花纹，伴轻度黏膜充血，舌背前部见白色花纹，舌红，苔薄黄，脉弦。

诊断：口腔扁平苔藓。

辨证：肝郁气滞。

治则：疏肝理气，活血解郁。

方选柴胡疏肝散加减：柴胡10g，制香附10g，川芎10g，黄芩10g，枳壳10g，当归10g，白芍15g，甘草5g，牡丹皮10g，郁金10g，金银花

15g，生地黄 10g。10 剂，日 1 剂，水煎服。

10 月 5 日二诊：诉服药后口内不适感较前减轻，未见明显充血糜烂，但仍见右下颊侧牙龈及前庭沟白色花纹和舌前部白色花纹。仍失眠多梦。原方去川芎、制香附，加酸枣仁 15g，灵芝 10g。10 剂，日 1 剂，水煎服。

10 月 15 日三诊：经治后全身症状明显改善，失眠多梦症状消失，但口内白色病损未完全消除，守原方 10 剂，日 1 剂，水煎服。

10 月 25 日四诊：服药后全身症状消失，但口内白色花纹仍部分存在，改服逍遥丸两个月。

观察 1 年，病情稳定。

案 3　阴虚内燥之口腔扁平苔藓

吕某，男，64 岁，工人。2009 年 5 月 10 日初诊。

诉发现口内白纹两年余。两年来于当地医院就诊多次，服过中药，也打过消炎针（药物不详），时好时差，近几月自觉进食时疼痛不适，无法食用辛辣刺激食物，口干咽燥，心烦失眠。今来诊求治。检查：无明显张口受限，双侧颊黏膜见白色花纹，表面粗糙，且充血糜烂，舌质红，苔薄黄，脉细数。

诊断：口腔扁平苔藓。

辨证：阴虚内燥。

治则：滋阴清热，养血润燥。

方选知柏地黄汤加味：生地黄 15g，山茱萸 10g，山药 10g，泽泻 10g，牡丹皮 10g，茯苓 10g，盐知母 10g，黄柏 10g，酸枣仁 10g，合欢皮 10g，淡竹叶 5g，金银花 15g，麦冬 10g，甘草 5g。10 剂，日 1 剂，水煎服。

5 月 20 日二诊：诉服药后口干咽燥，心烦失眠等症状明显减轻，但口内白纹存在。原方加黄连 5g。10 剂，日 1 剂，水煎服。

5 月 30 日三诊：服药后已不感进食时疼痛，局部糜烂消失，口内白色花纹部分存在，守原方 10 剂，日 1 剂，水煎服。

6 月 10 日四诊：30 剂后全身及局部症状明显好转，改服知柏地黄丸两个月。

观察 1 年，病情稳定。

【心得体会】

《外科正宗》曰："口破者，有虚火实火之分，色淡色红之别。虚火者，色淡而白斑细点，甚者显露龟纹……实火者，色红而满口烂斑，甚者腮舌俱肿……"现代研究证实，口腔扁平苔藓患者，其全血比黏度、血浆比黏度、全血还原比黏度均增高等血液流变学变化，反映了微循环改变，这些现象对认识本病的病理过程，对临床辨证治疗都有积极意义。

西医治疗本病以肾上腺皮质类固醇和磷酸氯喹为主，对改善黏膜充血糜烂有一定效果，但对过度角化无作用，长期服用有副反应。中医通过清热利湿，疏肝解郁，滋阴降火等方法无论对局部症状改善或是全身表现都有较好的效果，且具安全、持久、稳定病情特点。因此，治疗时更多注重辨证施治，按证型给药，必要时辅以局部用药，且嘱患者忌食辛辣、海腥及发物，调畅情志，按时复诊。

（五）口腔黏膜下纤维化

口腔黏膜下纤维化，又称口腔黏膜下纤维变性，是以病理特征为主要依据命名的一种口腔黏膜慢性疾病，属癌前病变。可侵犯口腔黏膜的各个部位，但以颊、腭部多见。本病多发生于东南亚、印度，我国主要见于台湾地区以及湖南的湘潭、长沙，海南、云南等地，20～40岁成人多见，性别差异不大。患病率约为1%。

【病因病机】

1. 气滞血瘀

外邪侵袭，毒邪郁积于局部，引起局部气机不畅，血运受阻，气血失和，瘀血滞留，导致本病。

2. 气血不足

素体禀赋不足或后天失养，气血亏虚，肌肉黏膜失于濡养，加之外邪毒气（烟草、槟榔、辣椒及局部慢性理化刺激）乘虚而入，聚毒不散，发为本病。

3. 痰毒蕴结

邪毒外侵，蕴于脉络，引起局部气机不畅，气血失调，生湿、生痰，发为本病。

【辨证要点】

1. 气滞血瘀证

张口受限，口腔黏膜苍白或灰白、发硬，扪及呈板状。情绪不畅，口苦咽干。舌质偏暗或偏紫，舌旁或见瘀点，苔薄白，脉弦或涩。

2. 气血不足证

口腔黏膜苍白、质地较韧，口咽部空旷，或见舌背质地变薄光滑，面色无华，乏力。舌质淡，苔薄白，脉细缓。

3. 痰毒蕴结证

张口困难，口腔黏膜发白发硬，扪及条索状，上腭见有散在小水疱。舌红，苔白腻，脉滑数。

【病案举例】

案 1　气滞血瘀之口腔黏膜下纤维化

李某，男，46 岁。2013 年 5 月 8 日初诊。

诉张口不开 1 年余，曾于外院就诊，诊断为口腔黏膜下纤维化，建议口腔局部封闭注射治疗，患者拒绝，遂来我处就诊要求中医药治疗。患者平日有咀嚼槟榔习惯。检查张口度约 1 指半，双侧颊黏膜及软腭黏膜见白色条索状改变，质地稍韧，黏膜弹性中等，翼下颌韧带处见白色条索状改变，伸舌不便，舌下见静脉曲张。舌暗红，苔薄白，脉弦涩。

诊断：口腔黏膜下纤维化。

辨证：气滞血瘀。

治则：理气活血，化瘀软坚。

方选桃红四物汤加味：桃仁 10g，红花 10g，生地黄 15g，当归 10g，赤芍 10g，川芎 10g，昆布 10g，海藻 10g，夏枯球 15g，制香附 10g，郁金 10g。20 剂，日 1 剂，水煎服。

5 月 29 日二诊：服药后大张口时黏膜紧张感较前有明显缓解，检查见张口度约 2 指，双侧颊黏膜及软腭黏膜白色条索状改变为红色条索状，舌体能伸出口外。原方去川芎、昆布、海藻，加石斛 10g，煅牡蛎 10g（先煎），甘草 5g。20 剂，日 1 剂，水煎服。

6 月 19 日三诊：患者诉无明显不适，检查见张口度二指，口腔黏膜泛红，条索状明显减少，守原方，20 剂，日 1 剂，水煎服。

观察两年，病情稳定。

案 2　气血亏虚之口腔黏膜下纤维化

袁某，男，45 岁。2012 年 5 月 9 日初诊。

诉自觉口干不适、不能食用辛辣刺激食物年余。患者一年前自觉有口干不适的症状、食用辛辣热烫食物时口内黏膜不适，未曾行特殊治疗，自行服用维生素类药物，未见明显效果，来诊。患者平日有咀嚼槟榔习惯。检查颌面部对称，面色㿠白，疲惫面容，无明显张口受限，双颊黏膜及软腭黏膜见白色条索状改变，呈灰白色，口咽部空旷，伸舌见双侧舌乳头萎缩。舌质淡，苔薄白，脉细缓。

诊断：口腔黏膜下纤维化。

辨证：气血亏虚。

治则：补气益血，调和营卫。

方选八珍汤加减：熟地黄15g，白术10g，当归10g，白芍10g，黄芪15g，茯苓10g，炙甘草5g，生地黄15g，玄参10g，丹参20g，石斛10g，大枣10g。20剂，日1剂，水煎服。

5月30日二诊：服药后不适感较前有明显改善，食用辛辣食物时口内黏膜未觉有明显不适感，偶有口干及咽部疼痛不适症状。检查口内原广泛白色条索状泛红，舌两侧缘见新生乳头。原方加薏苡仁15g，天冬10g，麦冬10g，石斛10g。20剂，日1剂，水煎服。

6月20日三诊：服药后口腔已无不适感，饮食恢复至病前，守原方，20剂，日1剂，水煎服。

观察两年，病情稳定。

案3　痰毒蕴结之口腔黏膜下纤维化

周某，男，50岁。2009年3月9日初诊。

诉口内起疱不适数月。患者两年前大张口时自觉黏膜紧张不适，曾于当地卫生院就诊，未明确诊断，打消炎针（药物不详）治疗，效果欠佳，现自觉张口逐渐受限，且口内黏膜反复起疱，自行戳破后疼痛不适，咽喉部不适，咳嗽痰多，患者平日有咀嚼槟榔习惯。检查颜面部对称，张口约二指，双侧颊黏膜及软腭黏膜见白色纤维条索状改变，软腭黏膜近咽弓处见多个散在小水泡、色黄，咽后壁充血。舌红，苔白腻，脉滑数。

诊断：口腔黏膜下纤维化。

辨证：痰毒蕴结。

治则：理气化痰，软坚散结。

方选二陈汤加味：法半夏10g，陈皮10g，茯苓10g，甘草5g，浙贝母10g，制香附10g，桔梗10g，牡丹皮10g，百部10g，淡竹叶5g，金银花 10g，夏枯球 15g。20 剂，日 1 剂，水煎服。

3 月 30 日二诊：服药后症状较前有明显改善，现口内水疱较前数目减少，软腭见两个粟米大小水疱。原方加生地黄 15g，麦冬 15g。20 剂，日 1 剂，水煎服。

4 月 20 日三诊：服药后软腭处小水疱消失。

观察两年，病情稳定。

【心得体会】

口腔黏膜下纤维化 1985 年在湖南湘潭被发现，并予以报道，属于一种新病。经过近几十年的临床观察和探索，根据患者口腔黏膜变化及张口困难临床症状表现，其病机为痰毒蕴结，气滞血瘀。对于本病的治疗，禁食槟榔、辛辣、烟草等刺激物品为首选措施。中药则通过理气化痰，活血化瘀等方法以扩张血管，改善微循环达到治疗和改善症状的目的。另外，对于无张口困难，口腔黏膜萎缩程度较重，口咽部空旷者，可行补益气血法。因此，临床应审证求因，辨证论治，这样才能取得好的治疗效果。

（六）带状疱疹

带状疱疹是由水痘-带状疱疹病毒所引起的感染性疾病，临床上以沿单侧周围神经分布的簇集性小水疱为特征，常伴有明显的神经痛。水痘-带状疱疹病毒在儿童无免疫力的情况下初次感染表现为水痘，也可形成潜伏感染，多年后在某种诱因下引起神经节炎症，并且在相应神经节分布部位皮肤上形成水疱，一般不超过体表正中线。成年人及老年人患者多引起神经痛。水痘-带状疱疹病毒具有高度传染性，可直接接触传染，特别是吸入传染，多数水痘-带状疱疹病毒患者感染后可获得终生免疫，个别免疫缺陷者可再发。本病属中医学"缠腰火丹""蜘蛛疮""蛇串疮""火带丹""甑带疮"等范畴。

【病因病机】

1. 肝经风热

情志内伤，肝气郁结，久而化火生毒；或因过度劳累，耗气伤津，复感风毒之邪，风火相煽所致颔面皮肤及口腔黏膜发疹溃烂。

2. 脾胃湿热

平素饮食不节，脾失健运，水湿内生，脾湿郁久，蕴湿化热，外溢肌膜，感受外邪，搏结化毒而发。

3. 气滞血瘀

素体阴虚，或年老体弱，或湿热蕴蒸，壅阻肌肤，经络失疏，气血凝滞，毒邪侵袭所致。

【辨证要点】

1. 肝经风热证

颌面部皮肤和口腔黏膜半侧红肿，局部为带片状红色斑丘疹，很快转为绿豆或黄豆大小水疱，疱壁紧张集簇成群。伴口苦咽干，心烦易怒，小便黄，大便秘结，舌质红，苔薄黄或黄腻，脉浮数或弦数。

2. 脾胃湿热证

颌面部皮疹淡红，疱壁松弛，水疱密集成簇，串串如珠，水疱溃后渗液，糜烂，损害位于半侧上腭、舌、龈、唇等处，可见成片糜烂，有烧灼痛。伴纳呆腹胀，大便溏，舌质淡，苔白或白腻，脉沉缓而滑。

3. 气滞血瘀证

常见于年老体弱或素体阴虚、血虚、气虚之体。患带状疱疹后，患处肿胀，基底暗红，疱液混浊为血水，疼痛剧烈，病损愈合缓慢。伴头昏目眩，疲乏无力，舌质紫暗或有瘀斑，甚至舌下青筋粗大，舌苔白，脉弦细。

【病案举例】

案1　肝经风热之带状疱疹

谭某，男，58岁，农民。2009年9月9日初诊。

诉右侧面部及口腔内疼痛7天，发疱溃烂5天。1周前因过度劳累后右侧面部及右侧口腔内疼痛不适，继而红肿起小水疱，影响进食及言语，今来诊求治。检查：外观痛苦面容，右侧面颊皮肤红肿，上有成簇小水疱，部分已破溃，口腔内右侧腭部大面积糜烂，部分牙龈也红肿，病损限于右侧，不超过中线。伴右侧头痛，口苦咽干，舌红，苔黄，脉弦数。

诊断：带状疱疹。

辨证：肝经风热。

治则：清肝火，祛风热。

选自拟方：龙胆草10g，夏枯草15g，栀子10g，柴胡10g，黄芩10g，防风10g，金银花15g，生地黄15g，连翘10g，蝉蜕5g，大青叶

10g，牡丹皮 10g，甘草 5g。7 剂，日 1 剂，水煎服。局部外搽季德胜蛇药片（将药片适量研末，丁卡因调），或选用阿昔洛韦软膏交替涂搽。中药愈疡漱口液（自制药）含漱，日 4~5 次。

9 月 16 日二诊：病情好转，面部水疱逐渐干涸，开始结痂，口内糜烂疼痛明显减轻。原方去龙胆草、栀子，7 剂，日 1 剂，水煎服。外用药同前。

9 月 23 日三诊：自觉症状基本消失，右侧面颊结痂愈合，右侧腭部及牙龈红肿糜烂基本痊愈。

观察 1 年，未见复发。

案 2　脾胃湿热之带状疱疹

汪某，男，26 岁，工人。2014 年 5 月 10 日初诊。

诉左侧面颊及左侧舌部灼痛 5 天，起水疱 3 天。5 天前因加班熬夜后感左侧面颊及舌部灼痛，肿胀不适，当地诊所诊为口腔溃疡，服消炎药（药物不详）症状不减，特来求治。检查：左侧面颊见密集成簇水疱，沿该侧三叉神经第三支成带状分布，左下唇及口角区也有类似病损，部分已溃破流水，口内黏膜尤其该侧舌腹部见不规则糜烂面，表面有黄白假膜覆盖，不超过中线。伴不思饮食，口渴不欲饮，小便黄，大便溏，舌缘有齿印，苔白腻，脉滑数。

诊断：带状疱疹。

辨证：脾胃湿热。

治则：清热利湿，兼以祛风。

选自拟方：茵陈 10g，滑石 15g，黄芩 10g，生地黄 15g，黄连 5g，栀子 10g，金银花 15g，大青叶 10g，防风 10g，薏苡仁 15g，淡竹叶 5g，牡丹皮 10g，甘草 5g。7 剂，日 1 剂，水煎服。局部外搽季德胜蛇药片（将药片适量研末，丁卡因调），或选用阿昔洛韦软膏交替涂搽。中药愈疡漱口液（自制药）含漱，日 4~5 次。

5 月 17 日二诊：病情好转，左面颊及舌部灼痛明显减轻，局部充血减退，成簇水疱逐渐收敛干涸，仍不欲饮食，上方去栀子、黄芩、滑石，加石斛 10g。7 剂，日 1 剂，水煎服。外用药同前。

5 月 24 日三诊：左面颊水疱结痂愈合，左舌腹部糜烂面消失，但感病患部位麻木痒痛，上方加蝉蜕 5g。日 1 剂，水煎服，直至症状消失。

【心得体会】

隋·巢元方《诸病源候论》曰："甑带疮者，缠腰生，状如甑带，因以为名。"《医宗金鉴》曰："蛇串疮有干湿不同，红黄之异，皆如累累珠形……此属肝、心二经风火。""蛇串疮，湿者色黄白，水疱大小不等，作烂流水，较干者多痛，此属脾、肺二经湿热。"其认为发病与肝、心二经风火，与脾、肺二经湿热有关。据带状疱疹患者临床症状表现更多与肝、脾关系密切。情志内伤，肝气郁结，郁而化火，火热上蒸，复感风邪；脾胃湿热，循经上蒸，复感风邪。因此，火毒内蕴，感受风邪为本病病机特点。治疗时，无论清肝泻火，或是清脾泄热，必须兼以祛风，使脏腑火热得清，风毒之邪以除，疾病方能痊愈。治疗本病所用龙胆草，味苦性寒，不宜过服，过则伤胃中升发之气。凡气虚、血虚、胃虚脾弱、无湿热实火者，当慎用，甚至忌用。

本病局部使用季德胜蛇药片和丁卡因，前者为治疗毒蛇咬伤之要药，具很强清热解毒作用，后者为表面麻醉剂，将药片适量研末加入丁卡因调匀外搽，有清热解毒，杀虫止痛效果，尤其对于局部疼痛剧烈者，疗效显著。

（七）灼口综合征

灼口综合征是以舌部为主要发病部位，以烧灼样疼痛为主要表现的一组综合征。好发于舌前 2/3、硬腭前份以及下唇部位。其伴随症状多为口干、味觉改变等，不伴有明显的临床损害体征，也无特殊的组织病理变化。本病属中医学"舌麻"范畴。

【病因病机】

1. 肝郁气滞

肝脉循阴器，终于舌本。因忧思憎恨，或家庭因素，使情志不遂，肝失条达，气机不畅所致舌麻，舌痛。

2. 脾虚湿滞

忧愁思虑，精神紧张，或工作压力太大；或肝气横逆悔脾，脾失健运，运化失司，湿滞中焦所致。

3. 心火上炎

舌乃心之苗，抑郁不舒，情志化火，或过食辛辣厚味，心脾积热，火热上炎所致。

4. 胃热阴伤

阳明之脉上行头面。素体阴虚，或大病之后，损伤胃阴，阴津不能上乘，口舌失濡发为本病。

【辨证要点】

1. 肝郁气滞证

舌麻，舌痛，口苦，咽干，善叹息，胸肋胀痛，月经不调，舌质偏红，脉弦。

2. 脾虚湿滞证

舌木，舌痛，脘腹胀满不舒，少气懒言，纳呆，不思饮食，大便不调，舌淡，苔薄白，脉沉缓无力。

3. 心火上炎证

舌尖或舌前部灼热疼痛，或伴有麻痒感，心烦失眠，口干舌燥，舌尖红，脉细数。

4. 胃热阴伤证

舌灼热疼痛，遇冷减轻，或见牙痛，牙龈出血，伴烦热口渴，大便秘结，舌红苔少，脉细数。

【病案举例】

案1　肝郁气滞之灼口综合征

曾某，女，48岁，公司职员。2012年3月25日初诊。

诉口腔灼热感不适，伴舌头发麻半年。追问病史，该症状起于半年前其丈夫去世，临睡之时思虑不休，常伴有失眠，且噩梦烦扰，曾不敢独处一室。现证见情绪低落，喜长叹息，两胁胀痛不适，大便不爽等。检查：颌面部对称，无张口受限，颌面部浅淋巴结无肿大，口腔黏膜正常，舌居中，伸舌灵活，舌淡，苔薄白，脉弦。

诊断：灼口综合征。

辨证：肝郁气滞。

治则：疏肝理气。

方选越鞠丸加减：川芎10g，神曲10g，柴胡10g，黄芩10g，煅龙骨15g（先煎），煅牡蛎15g（先煎），白芍15g，郁金10g，丹参15g，酸枣仁15g，合欢皮10g，制香附10g，甘草5g。10剂，日1剂，水煎服。

4月5日二诊：服药后感口腔灼热感、舌麻等症状明显好转，且睡眠改善，原方加天麻10g，防风10g。10剂，日1剂，水煎服。

4月15日三诊：服药后口腔灼热感、舌麻等症状消失，停药。

观察半年，病情稳定。

案2 脾虚湿滞之灼口综合征

陈某，女，55岁，工人。2013年5月20日初诊。

诉口腔灼热，舌头两侧发麻一年余。现证见胃纳不佳，饭后胃脘部胀满不适，气短乏力，四肢不温，大便溏薄。检查：口腔黏膜无溃烂，舌两侧有齿痕，居中，运动灵活，舌淡，苔薄白，脉沉缓。

诊断：灼口综合征。

辨证：脾虚湿滞。

治则：健脾和胃，理气止痛。

方选香砂六君子汤加减：制香附10g，砂仁6g，党参15g，薏苡仁15g，法半夏10g，炒白术10g，茯苓15g，牡丹皮10g，郁金10g，枳壳10g，炒莱菔子15g，甘草5g。10剂，日1剂，水煎服。

6月2日二诊：服药后感口舌麻木等症状好转，脘腹胀满减轻，原方去法半夏、炒莱菔子，加白芍15g。10剂，日1剂，水煎服。

6月12日三诊：服药后感口腔灼热感、舌麻等症状基本消失。

观察半年，病情稳定。

【心得体会】

灼口综合征为口腔门诊常见病、多发病，在口腔黏膜病门诊患者中占第三位。本病以中年女性居多。然其具体病因尚不明确，目前普遍认为与口腔局部因素、精神情志、内分泌激素等多种因素密切相关。《素问·六元正纪大论》曰："木郁达之，火郁发之，土郁夺之，金郁泄之，水郁折之。"中医学认为本病发生与情志之郁密切联系，审证求因，辨证施治，方可取得较好疗效。

案3 胃热伤阴之灼口综合征

李某，女，50岁，工人。2000年5月15日初诊。

诉舌痛、舌两侧明显灼热感1年余。现证见舌痛、灼热感，表情痛苦，口含冰水而不语，经多方医治不见好转，症状严重时以冰水含漱以求缓解。患者平时脾气急躁，心烦，睡眠不佳，口渴欲饮冷，大便秘结，舌红，少苔，脉细数。

诊断：灼口综合征。

辨证：胃热伤阴。

治则：滋阴清热。

方选玉女煎加减：生石膏20g，生地黄15g，知母10g，麦冬10g，牛膝10g，丹参10g，玄参10g，白芍15g，天花粉10g，大黄5g，黄连5g，淡竹叶5g，甘草5g。10剂，日1剂，水煎服。

5月26日二诊：诉服药后舌痛、灼热感、口干等症状减轻，大便通畅，方已对证，药已取效，原方去大黄，加沙参10g，玉竹参20g。10剂，日1剂，水煎服。

6月6日三诊：诉感口腔灼热感、舌麻诸症明显缓解，予原方去生石膏，淡竹叶，加石斛10g，再进10剂，以滋养胃阴收功。

观察半年，病情稳定。

【心得体会】

《素问·阴阳应象大论》曰："心主舌，在窍为舌。"舌痛、灼热感，当属于心火为患。该患者病程长达一年之久，非一般心火上炎之证。心烦，口渴，便秘等症，均为热盛伤胃阴表现，故治疗既要清热，又需注重养阴，滋阴清热，病证自愈。

（八）舌乳头炎

舌乳头包括丝状乳头、菌状乳头、轮廓乳头和叶状乳头四种。舌乳头炎是指舌乳头受到某种刺激时发生的炎症反应。临床以菌状乳头炎和叶状乳头炎最常见。多见成年人，男女之比无明显差异。本病属中医学"星点舌""舌痛"范畴。

【病因病机】

1. 心火上炎

素有郁火，又外感风热之邪，风火相搏，循经上炎，熏灼舌体发为本病。

2. 胃肠积热

饮食不节，过食辛辣燥热食品，胃肠积热，火热循经上冲，熏蒸于舌，形成本病。

3. 肝火上扰

多因情志不遂，或突然受到精神刺激，或因病邪侵扰，肝气郁结，郁久化火，火灼舌体所致。

【辨证要点】

1. 心火上炎证

舌尖或舌中央发红，时有烧灼感，并见心中烦热，急躁失眠，口渴喜冷饮，大便秘结，小便短黄，舌质红，苔黄，脉数。

2. 胃肠积热证

舌红起芒刺，灼热疼痛，并见口干口苦，口渴喜冷饮，口内有异味，大便秘结，小便黄，舌红，苔黄，脉滑数。

3. 肝火上扰证

舌边色红，有芒刺，灼热疼痛较重，并见口苦咽干，急躁易怒，胸胁或少腹胀满窜痛，乳房胀痛，或月经不调，舌红，苔黄，脉弦数。

【病案举例】

案 1 心火上炎之舌乳头炎

陈某，女，48 岁，教师。2014 年 6 月 10 日初诊。

诉舌背长许多小红点 2 日，进食时灼热疼痛，担心症状加重，特前来诊治。检查：可见菌状乳头充血，触痛。口咽部充血，并滤泡增生。性情急躁，口干口苦，睡眠欠佳，大便干燥，舌苔黄，脉洪数。

诊断：舌乳头炎。

辨证：心火上炎。

治则：清心泻火。

方选导赤散加减：生地黄 20g，淡竹叶 10g，木通 10g，黄连 5g，大黄 10g，赤芍 10g，牡丹皮 10g，金银花 15g，连翘 10g，玄参 15g，桔梗 10g，郁金 10g，甘草 5g。7 剂，日 1 剂，水煎服。

6 月 18 日二诊：服药后小红点消退，灼痛减轻，大便变软。原方去大黄、淡竹叶、木通，加麦冬 10g，百合 10g。7 剂，日 1 剂，水煎服。

6 月 26 日三诊：舌部发红、灼痛症状消失，睡眠改善。守原方 7 剂，继服之。

观察半年，未见复发。

案 2　胃肠积热之舌乳头炎

米某，男，32 岁，司机。2007 年 10 月 12 日初诊。

患者诉发现舌尖上许多小红点三日，觉舌部进食刺激性食物有刺痛感两日，平素喜食辛辣、夜宵等。因担心病情严重，特来就诊。检查：患者面色红，唇舌发红，菌状乳头稍红肿，口腔黏膜稍干。伴口渴喜冷饮，口苦，口腔异味，小便黄，大便干结，苔黄腻，脉滑数。

诊断：舌乳头炎。

辨证：胃肠积热。

治则：清胃泻火。

方选清胃散合凉膈散加减：生石膏 20g，黄芩 10g，黄连 5g，生地黄 20g，牡丹皮 10g，升麻 10g，大黄 10g，甘草 5g，栀子 10g，薄荷 5g（后下），连翘 10g，淡竹叶 10g。7 剂，日 1 剂，水煎服。

10 月 20 日二诊：服药后觉舌部疼痛症状好转，大便通畅，口腔异味减轻。原方去生石膏、栀子、大黄，加麦冬 10g，玄参 10g。7 剂，日 1 剂，水煎服。

10 月 28 日三诊：服药后口腔症状消失，口苦、便秘等全身症状亦明显改善。守原方 7 剂，日 1 剂，水煎服。

观察半年，未见复发。

案 3　肝火上扰之舌乳头炎

雷某，女，63 岁，家庭主妇。2013 年 5 月 22 日初诊。

自诉 1 周前照镜子时发现舌根部两侧红色小肿物，后觉咽喉异物感，进食觉有疼痛感，今来诊，欲中药治疗。检查：舌缘紫红色，舌腹静脉曲张，舌根部两侧叶状乳头充血，触之疼痛。伴急躁易怒，腹胀，头晕目眩，多梦。舌红，苔薄黄，脉弦数。

诊断：舌乳头炎。

辨证：肝火上扰。

治则：疏肝解郁，降火止痛。

方选丹栀逍遥散加减：牡丹皮 10g，栀子 10g，当归 10g，白芍 15g，柴胡 10g，茯苓 10g，薄荷 5g，桔梗 10g，金银花 15g，连翘 10g，夏枯草 10g，郁金 10g，百合 10g，甘草 5g。7 剂，日 1 剂，水煎服。

5 月 29 日二诊：服药后口咽异物感减轻，疼痛感好转，仍失眠多梦。原方加柏子仁 15g，7 剂，日 1 剂，水煎服。

6月5日三诊：服药后舌部及咽部不适症状消失，睡眠改善。改用铁笛润喉丸含服半月。

观察半年，未见复发。

【心得体会】

《素问·阴阳应象大论》云："心主舌，在窍为舌。"《诸病源候论·卷五十》曰："心候舌，脾之络脉出舌，心脾俱热，气发于口，故舌肿也。"故舌乳头炎以心火上炎者居多，胃肠积热、肝火上扰者次之。又《喉科易知》谓："此证因湿热不清，舌边上发绀，白点而烂，六味汤加小生地黄、滑石、淡竹叶、薏苡仁、猪苓、泽泻、车前子、甘草梢内服。"指出本病任一证型的某个阶段可能会兼夹湿热或瘀血表现，当根据其兼证及舌诊、脉象，仔细分辨，选方施药，方可收到好的效果。

本病愈后良好，不会癌变，应向患者交待解释清楚。

（九）萎缩性舌炎

萎缩性舌炎是指由多种全身性疾病引起的舌黏膜萎缩性改变。舌黏膜表面的丝状乳头、菌状乳头萎缩消失，舌上皮全层以至舌肌都可能萎缩变薄，全舌色泽红绛如生牛肉，或光滑如镜面，故又称牛肉舌、光滑舌。中医学称之为"镜面舌"。

【病因病机】

1. 阴虚火旺

肾精亏虚，或大病、久病伤阴，肾阴不足，虚火上炎，舌体被蒸灼，所致本病。

2. 气血亏虚

脾主肌肉，脾胃虚弱，水谷精微的吸收与运化失司，气血生化不足；或出血失血过多，未能得到及时补充，气血亏虚导致舌乳头萎缩。

【辨证要点】

1. 阴虚火旺证

舌面光滑如镜，质红或暗红，干燥少津或无津，灼热疼痛，影响进食。并见颧红唇赤，五心烦热，失眠多梦，腰膝酸软，脉沉细数。

2. 气血亏虚证

舌苔剥脱，光亮如镜，口干不欲饮。并见面色无华，爪甲无泽，神疲乏力，头晕目眩，食少纳差，脉沉细无力。

【病案举例】

案1 阴虚火旺之萎缩性舌炎

林某，82岁，男，退休工人。2014年5月8日初诊。

患者家属代诉患者口干，进食疼痛多年，平常含西洋参和口服维生素能缓解，近3个月症状加重，无法忍受，今前来寻求中医药治疗。检查：外观颧红唇赤，伸舌见光滑如镜，口腔黏膜干燥。伴手足心发热，失眠多梦，神疲乏力，腰膝酸软，便结尿黄，脉细数。

诊断：萎缩性舌炎。

辨证：阴虚火旺。

治则：滋阴降火，补肾益精。

方选知柏地黄汤加减：生地黄20g，熟地黄20g，山药10g，茯苓15g，泽泻10g，知母10g，黄柏10g，牡丹皮10g，淡竹叶5g，柏子仁10g，天冬10g，麦冬10g，石斛10g，炙甘草5g。10剂，日1剂，水煎服。

5月19日二诊：服药后口干改善，舌痛减轻，食欲可，大便变软。原方去淡竹叶、黄柏，加醋龟甲20g（先煎），黄连3g。10剂，日1剂，水煎服。

5月30日三诊：药后口干舌痛明显改善，五心烦热、失眠多梦等全身症状消失。守方20剂，日1剂，水煎服。

观察1年，病情稳定。

案2 气血亏虚之萎缩性舌炎

张某，女，78岁，工人。2016年11月4日初诊。

家属代诉患者舌干舌痛1年，经西药治疗（药物不详）时轻时重，近半月来口干加重，影响饮食。平时有低血压病史。特前来寻求中药治疗。检查：患者面色无华，双睑结膜淡红，口唇发白，毛发干燥。伸舌见舌体变小，舌乳头萎缩呈镜面，口内黏膜稍干燥。伴口干，头晕目眩，倦怠无力，食欲欠佳，畏寒怕冷，失眠。血压87/53mmHg；血常规血红蛋白81g/L。脉虚细。

诊断：萎缩性舌炎。

辨证：气血亏虚。

治则：补血益气，健脾养胃。

方选归脾汤加减：生地黄 15g，白芍 20g，白术 10g，茯苓 10g，党参 15g，沙参 10g，麦冬 10g，石斛 10g，阿胶 15g（烊化兑服），甘草 5g，熟地黄 15g，大枣 3 枚，黄芪 10g，柏子仁 10g，合欢皮 10g。10 剂，日 1 剂，水煎服。

11 月 14 日二诊：服药后口干舌痛症状减轻，睡眠明显改善。原方去党参、柏子仁、合欢皮，加山药 10g，炒麦芽 10g。10 剂，日 1 剂，水煎服。

11 月 24 日三诊：服药后口干舌疼痛症状消失，头晕乏力明显好转，能正常饮食，睡眠可。守原方 15 剂，日 1 剂，水煎服。

观察半年，病情稳定。

【心得体会】

《伤寒舌鉴》云："红嫩无津舌，汗下太过。"《笔花医镜》曰："更有病后绛如镜，发亮而光……此为肾水亏极。"舌面光滑，望之发光，实则干燥无津，病因或由过分汗下；或由病久失治误治，使肾精亏虚，虚火上炎。后天失养，脾胃功能减退，影响水谷精微吸收，气血生化无源，气血亏虚，口舌失濡，亦可导致本病发生。治则滋养肾阴，补益气血。根据症状表现选方用药，方可取得好的疗效。

另外，患者常伴有口腔念珠菌感染，治疗过程中应注意真菌感染的预防与治疗，可用碳酸氢钠液含漱或使用抗真菌药物。

（十）药物过敏性口炎

药物过敏性口炎是药物通过含漱、口服、注射或局部涂搽等不同途径进入机体内，使过敏体质者发生变态反应而引起的黏膜及皮肤的变态反应性疾病。口腔病损好发于唇、颊、舌和上腭。中医没有"药物过敏性口炎"记载，但在某些古籍中有药物、食物禁忌的描述，可能就是其不良反应。本节仅限于药物所致之过敏性口炎。

【病因病机】

素体禀赋不耐，复感风热时毒（药毒）；或喜食辛辣，胃肠蕴热化火，内火外热郁结成火毒，发于肌肤黏膜所致。

【辨证要点】

发病快，用药和发病时间有因果关系。口腔黏膜迅速表现为充血水肿，发斑起疱，水疱很快破溃而糜烂渗出，灼热疼痛，淌流热涎，妨碍饮食。伴或不伴皮疹。口渴，口臭，大便秘结，小便短赤，舌红，苔薄黄，脉滑数。

【病案举例】

热毒炽盛之药物过敏性口炎

袁某，男，32岁，公司职员。2018年11月20日初诊。

诉前天咳嗽，流涕，咽痛不舒，自购阿莫西林口服，几小时后即出现口腔溃烂，灼热疼痛，流口水，影响进食。询问病史，患者曾于上半年感冒发热咽痛服用过此药，出现口腔溃烂，疼痛，但本次症状较上次为重，伴见颜面及颈部皮疹。昨日口服氯雷他定一片，感觉好些。今又来寻求中药治疗。检查：颜面及颈部皮疹，右手背侧有两处约伍角硬币大小紫褐色丘疹。双颊及上腭黏膜均见有大小不等糜烂面，触痛明显。口臭，大便秘结，小便短黄，舌质红，苔黄，脉数。

诊断：药物过敏性口炎。

辨证：热毒炽盛。

治则：清热凉血解毒。

方选防风通圣散合凉膈散加减：荆芥10g，防风10g，蝉蜕5g，薄荷5g（后下），黄芩10g，滑石15g，金银花15g，连翘10g，紫草10g，牡丹皮10g，大黄10g，生石膏15g，栀子10g，生地黄20g，甘草5g。5剂，日1剂，水煎服。

11月26日二诊：药后口腔内糜烂面缩小，疼痛减轻，大便变软。原方去大黄、生石膏、栀子，加麦冬10g，茯苓10g。5剂，日1剂，水煎服。

12月2日三诊：药后口内糜烂愈合，能正常饮食，皮疹消退而愈。

【心得体会】

本病是由于药物过敏引起的变态反应。当发生本病时应当首先找出和停用引起本病的可疑药物，进行抗过敏治疗。如有严重过敏反应，如休克或组织水肿引起窒息等，应当立即进行急救。

中医治疗者，初期宜疏风清热，凉血解毒，方选防风通圣散加减；热毒炽盛时，则清热解毒，凉血泻火，方选凉膈散、黄连解毒汤之类。常用药物有荆芥、防风、金银花、连翘、蝉蜕、薄荷、黄芩、栀子、生地黄、麻黄、紫草、柴胡、牡丹皮、沙参、麦冬、黄芪、白术、淡竹叶、甘草等。

（十一）地图舌

地图舌是一种原因不明的浅表性非感染性舌部炎症，舌背丝状乳头剥脱，病损形态类似地图标志的蜿蜒国界，故称地图舌。其病损的形态和位置多变，又称游走性舌炎。儿童多发，以 6 个月~3 岁小儿为多，亦发生于中青年，成人中女性多于男性。该病患病率有报道达 0.1%~14.1%。本病属中医学的"花斑舌""剥舌"或"花剥舌"范畴。

【病因病机】

1. 脾胃湿热

脾开窍于口，脾胃素虚，运化失司，湿热蕴结中焦，上蒸于舌所致舌苔花剥呈地图状。

2. 气阴两虚

脾胃为后天之本，气血生化之源，脾胃虚弱则生化不足，气虚津少，舌失气、津濡养发为本病。

【辨证要点】

1. 脾胃湿热证

舌苔花剥，中间色红，边缘黄白，稍凸隆起呈地图状。伴口干不欲饮，肢体困倦，腹胀纳差，大便溏，小便短赤。舌质红，舌苔黄腻，脉濡数。

2. 气阴两虚证

舌苔剥脱呈地图状，中间色红光亮，周围边缘色白或黄白稍隆起。身体消瘦，面色无华，倦怠无力，纳差食少。脉细数无力。

【病案举例】

案 1　脾胃湿热之地图舌

邢某，男，14 岁，学生。2007 年 8 月 4 日初诊。

母代诉患儿 6 岁时一次高热后出现舌背易开裂，去西医院看病，诊为地图舌，给服维生素类药，时好时差，随着一天天长大，症状逐渐在加重，来诊要求中医药治疗。检查：外观精神可，舌背见舌苔呈花剥样，中间略红，边缘呈黄白色，身体消瘦，食欲稍差，小便黄，大便有时干，舌红，苔黄腻，脉濡数。

诊断：地图舌。

辨证：脾胃湿热。

治则：清热利湿，健脾和胃。

方选泻黄散合四君子汤加减：党参10g，焦白术10g，茯苓10g，薏苡仁10g，黄连3g，生地黄10g，藿香5g，麦冬10g，淡竹叶5g，防风10g，牡丹皮5g，甘草3g。7剂，日1剂，水煎服。

8月12日二诊：药后饮食明显改善，二便可，舌部无明显不适感，原方去黄连，加石斛10g，7剂，日1剂，水煎服。

8月20日三诊：花剥苔明显好转，改服参苓白术散巩固疗效。

观察半年，病情稳定。

案2　气阴两虚之地图舌

梁某，女，22岁，在校学生。2009年3月21日初诊。

诉舌背不适两年余，曾于当地医院就诊，诊断为地图舌，服用维生素C和消炎药（药物不详），效果欠佳，今于我处就诊求治。检查：口内卫生状况尚可，舌背见舌苔剥脱呈"地图状"，伴面色无华，倦怠乏力，口干，便结，舌质淡白，脉细数无力。

诊断：地图舌。

辨证：气阴两虚。

治则：益气滋阴，健脾养胃。

方选沙参麦冬汤加减：党参10g，黄芪10g，麦冬10g，玉竹10g，生扁豆10g，生地黄15g，玄参10g，牡丹皮10g，白术10g，甘草5g，桑叶10g，白芍10g，薏苡仁15g。10剂，日1剂，水煎服。

4月3日二诊：药后精神状况明显好转，偶有口干症状，原方去党参，加西洋参5g（单煎兑服），石斛10g，10剂，日1剂，水煎服。

4月14日三诊：地图舌渐愈，舌已无明显不适，改服参苓白术散巩固疗效。

观察半年，病情稳定。

【心得体会】

地图舌患者一般无明显自觉症状，偶遇辛辣食物有刺激、烧灼不适感，易反复发作，症状不明显时一般无需特殊治疗。中医益气养阴、健脾利湿等治疗有助于改善其症状。另外，嘱患者加强口腔卫生，注意舌部清洁尤为重要。

（十二）口角炎

口角炎是指两侧上下唇联合处口角区的炎症总称。它以两侧对称性口角区皮肤与黏膜以湿白、糜烂、渗出、结痂和皲裂为临床特征。中医称"燕口疮""口吻疮""口丫疮""口角疮"等。

【病因病机】

1. 脾胃虚弱

禀赋不足，或后天失养，运化失司，脾阳不升，浊阴不降，化生湿热，上熏于口所致。

2. 脾胃湿热

饮食不节，过食肥甘厚味，脾胃蕴热，或复受外邪侵袭，湿热熏蒸于口所致。

3. 阴虚火旺

素体阴虚，或久病伤阴，或思虑过度，耗伤阴血，虚火上炎所致。

【辨证要点】

1. 脾胃虚弱证

双侧口角湿白、糜烂、结痂，伴食欲不振，面色萎黄，乏力，腹胀，大便溏，舌淡，苔白腻，脉细弱。

2. 脾胃湿热证

双侧口角湿白、糜烂、渗出，伴口干口臭，面赤唇红，大便秘结，小便黄赤，舌红，苔黄腻，脉滑数。

3. 阴虚火旺证

双侧口角湿白、结痂、皲裂，伴口干咽燥，两颧潮红，舌红，少苔，脉细数。

【病案举例】

案 1　脾气虚弱之口角炎

曹某，女，12 岁，学生。2010 年 5 月 8 日初诊。

母代诉小孩双侧口角发烂，脱皮反复发作 1 年余。患者于一年前一次发烧腹泻后出现双侧口角糜烂，脱屑，张口时疼痛，于当地医院就诊，按口角炎治疗，给予维生素 B_2 口服，服后有效果，可过一段时间又恢复原状，也曾看过中医，服过中药，只能维持短暂时间，今来诊要求查明原因并给予治疗。检查：两侧口角湿白、脱屑、皲裂、潮红，伴面黄，懒言，大便溏，舌淡，苔白腻，脉虚细。

诊断：口角炎。

辨证：脾气虚弱，湿浊上泛。

治则：健脾益气，和胃渗湿。

方选参苓白术散加减：党参 10g，白术 10g，茯苓 10g，薏苡仁 10g，牡丹皮 5g，山药 10g，神曲 10g，山楂 10g，砂仁 5g，甘草 3g，黄连 3g。10 剂，日 1 剂，水煎服。

5 月 18 日二诊：服药后局部症状明显好转，皲裂、潮红消失，精神状态较前好了许多，原方去黄连，加麦冬 10g，石斛 5g。10 剂，日 1 剂，水煎服。

5 月 28 日三诊：共服药 20 剂后，诸症消失，嘱其口服参苓白术丸 20 天以巩固疗效。

观察 1 年，未见复发。

案 2　脾胃湿热之口角炎

罗某，女，22 岁，学生。2006 年 4 月 15 日初诊。

诉双侧口角发烂，流水，时而作痒半年。于半年前吃了 1 次海鲜后出现腹泻，继而口角发痒、疼痛、糜烂流黄水，去附近医院就诊，予以西药口服（药名不详），服药后有所好转，但一停药又恢复原状，今来诊要求中药治疗。检查：双侧口角糜烂，渗出，燥裂，稍张口即出血。伴口臭，口渴不欲饮，大便结，小便短赤，舌红，苔黄腻，脉滑数。

诊断：口角炎。

辨证：脾胃湿热。

治则：清利脾胃湿热。

方选清胃散加味：生地黄 15g，牡丹皮 10g，黄连 5g，当归 10g，升麻 10g，生石膏 15g，茯苓 10g，薏苡仁 15g，僵蚕 10g，防风 10g，淡竹叶 5g，甘草 5g。10 剂，日 1 剂，水煎服。

4 月 25 日二诊：药后糜烂、渗出明显好转，但显干燥，张大嘴时仍出血，原方去生石膏、僵蚕、淡竹叶，加沙参 10g，石斛 10g。10 剂，日 1 剂，水煎服。

5 月 8 日三诊：服药 20 剂后，病获痊愈。

观察 10 个月，未见复发。

【心得体会】

唇属足太阴脾经，脾气虚弱，运化失司，湿浊上泛，故口角湿白糜烂；又脾主口，其在天为湿，湿热蕴积，或复受外邪浸渍，故口角糜烂，渗出，疼痛。前者为脾虚气弱，当以健脾益气为先，施以参苓白术散；后者湿热为重，则清脾泻热，方选清胃散。辨证时须审证求因，施方得当，方能获得好的治疗效果。

案 3　阴虚火旺之口角炎

王某，男，75 岁，工人。2005 年 3 月 10 日初诊。

诉两侧口角反复作痒，糜烂两年余。患者于两年前无明显原因出现双侧口角糜烂，伴有发痒、疼痛。于当地诊所就诊，按照口角炎治疗，予以消炎和口服维生素（具体药物不详），病情有一些缓解，但反复发作。检查：两侧口角糜烂，干裂，疼痛，作痒，无明显渗出，张嘴受限，二便可，舌红，少苔，脉弦细。

诊断：口角炎。

辨证：肾阴亏虚，虚火上炎。

治则：滋阴降火，清热解毒。

方选知柏地黄汤加味：熟地黄 15g，山药 15g，山茱萸 15g，牡丹皮 10g，茯苓 15g，泽泻 10g，知母 10g，黄柏 10g，石斛 10g，麦冬 10g，防风 10g，桑叶 10g，蝉蜕 5g，甘草 5g。10 剂，日 1 剂，水煎服。

3 月 21 日二诊：服药后糜烂面缩小，疼痛及其他症状明显减轻，原方去蝉蜕，加天花粉 10g，再服 10 剂。

4 月 1 日三诊：共服药 20 剂后，病已痊愈。

1 年后随访，未见复发。

【心得体会】

《素问·逆调论》曰："肾者水脏，主津液。"主津液是指肾中精气的气化功能，也就是说人体水液代谢过程中肾的蒸腾气化贯穿始终，如果这一功能失调，气不化水，津液不能上承，唇失所养，则导致口角糜烂。本例病程较长，常规治疗疗效不佳，结合双侧口角糜烂，干痒作痛，舌红苔少，脉弦细等局部和全身症状表现，即为肾阴亏虚，虚火上炎所致，故用知柏地黄汤加味治疗。知柏地黄汤滋阴降火，加麦冬、石斛增强养阴之功；加防风、桑叶、蝉蜕、甘草祛风清热止痒，理法方药合拍，

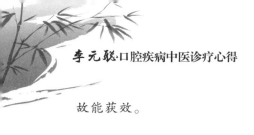

故能获效。

（十三）慢性唇炎

慢性唇炎是唇炎中最常见的一种，又称慢性非特异性唇炎。临床特征是唇部长期而持续性的肿胀、糜烂、渗出、干燥、脱屑等，患者自觉灼热、疼痛、或伴程度不同的痒感。病程迁延，反复发作。男女均可发病，但青年女性和儿童多见，老年人少见。本病属中医学"唇风"范畴。

【病因病机】

1. 风热外袭

过食辛辣厚味，化热生燥，蕴结脾胃，复感风热，外热引动胃火，循经上攻，熏灼口唇，气血壅滞，发生本病。

2. 脾胃湿热

饮食不节，脾失健运，湿浊内生，湿郁生热，湿热相搏，上犯于唇，所致本病。

3. 脾虚血燥

禀赋不足，或久病之后，脾虚失运，精血不生，脾虚血燥，唇失濡养，形成本病。

4. 气滞痰凝血瘀

多因情志所伤，气机失调，血行不畅，痰凝内结，气血痰郁结于唇，致使唇病发生。

【辨证要点】

1. 风热外袭证

发病较快，唇部红肿且痒，色鲜红，疼痛，伴口干欲饮，口臭，便秘。舌质红，苔黄，脉洪数有力。

2. 脾胃湿热证

口唇肿胀糜烂，流出黄水，或表面腐物覆盖，伴口干不欲饮，腹胀纳差，大便秘结，小便赤热。舌质红，苔黄腻，脉滑数。

3. 脾虚血燥证

唇肿干燥，皲裂脱屑，缠绵难愈，寒冷季节加重，伴头晕目眩，面色无华，纳差，口干。舌质淡，脉细无力。

4. 气滞痰凝血瘀证

病程较长，唇肿肥厚，唇色暗红，扪之有颗粒样结节，或唇部裂纹，渗液结痂，舌质暗紫或有瘀斑，脉涩。

【病案举例】

案 1　脾虚血燥之慢性唇炎

谭某，女，21 岁，在校大学生。2014 年 5 月 12 日初诊。

诉唇部干燥，皲裂脱皮，时而起疱、作痒两年。2012 年上半年开始出现唇肿脱皮，时好时差，曾去西医院就诊，诊为唇炎，口服消炎药和维生素，并行局部注射（药物不详），好转一段时间，于今年又发，且次数增多，症状较以前为重，特前来要求中医治疗。检查：上、下唇红部肿胀轻微，干燥，脱屑，扪及温度稍高，舌淡，苔薄黄，脉细无力。

诊断：慢性唇炎。

辨证：脾虚血燥。

治则：健脾益气，润燥祛风。

方选四君子汤合四物消风饮加味：玉竹参 20g，白术 10g，茯苓 15g，山药 10g，生地黄 15g，牡丹皮 10g，柴胡 10g，黄芩 10g，防风 10g，沙参 10g，麦冬 10g，蝉蜕 5g，桑叶 10g，淡竹叶 5g，甘草 5g。10 剂，日 1 剂，水煎服。

5 月 22 日二诊：服药后口唇肿胀，干燥，脱屑好转，但仍存痒感。予原方去桑叶、淡竹叶，加石斛 15g，苦参 5g。10 剂，日 1 剂，水煎服。

6 月 1 日三诊：经治后症状消失，痊愈。

观察 1 年，未见复发。

案 2　脾胃湿热之慢性唇炎

张某，男，11 岁。2015 年 3 月 7 日初诊。

母代诉患儿口唇肿胀，糜烂流水，反复发作 1 年。1 年前感冒后突发嘴唇肿胀，疼痛，作痒，先后采用中西治疗未明显好转。检查：上、下唇红肿，表面腐物覆盖，扪及疼痛，小孩平时喜伸舌舔唇，纳较差，小便赤，大便结，舌红，苔黄腻，脉滑数。

诊断：慢性唇炎。

辨证：脾胃湿热。

治则：清胃泻火，健脾除湿。

方选清脾除湿饮加减：茯苓 10g，白术 5g，黄芩 5g，藿香 5g，生地黄 10g，生栀子 5g，牡丹皮 5g，石斛 5g，金银花 10g，连翘 10g，防风 10g，桑白皮 5g，蝉蜕 3g，炒鸡内金 5g，甘草 3g。7 剂，日 1 剂，水煎服。

3 月 14 日二诊：口唇肿胀，疼痛明显好转，饮食、二便正常，但患处稍干，偶尔脱屑。治以养阴清热润燥为主。处方：沙参 10g，麦冬 10g，生地黄 10g，黄柏 5g，石斛 5g，金银花 10g，连翘 10g，薏苡仁 10g，茯苓 10g，百合 10g，防风 10g，甘草 3g。10 剂，日 1 剂，水煎服。

3 月 21 日三诊：药后诸症消失，嘱其纠正舔唇习惯。

观察 1 年，未见复发。

【心得体会】

慢性唇炎其发病可能与气候、环境、日光照射、饮食及舔唇、咬唇或维生素 B 族缺乏等因素有关。"脾开窍于口，其华在唇。"其发病的原因，不外乎内因和外因。内因为脾气虚损，脾常不足，运化失司，湿热内热，或温热病后，伤阴化燥，燥热循经上熏；外因感受燥热之邪。病位在脾胃，标在口唇。故治疗首当健脾益气，脾气健旺，湿热自清，燥邪得除，疾病获愈。

（十四）口腔白斑

口腔白斑是口腔黏膜斑纹类疾病中常见的癌前病变之一，癌变率为 3%~5%。虽然临床表现中以"白色斑块"为特点，但并非口腔黏膜上出现的所有白色斑块均可诊断为白斑。口腔白斑最早于 20 世纪 70 年代由 WHO（世界卫生组织）首次统一定义，随后又有两次比较重要的修订。WHO 最近对它的定义为："口腔白斑是口腔黏膜上以白色为主的损害，不具有其他任何可定义的损害特征；一部分口腔白斑可转化为癌。"可见，口腔白斑的定义越来越突出临床特征、病理特点以及癌变倾向。中医典籍中未发现"口腔白斑"的病名，但有一些可以参考的提法与近代关于口腔白斑的临床描述相近。例如，隋代·巢元方《诸病源候论》曰"斑点成大片，面赤斑斑如锦文，抚之不碍手者谓之斑。"明代·薛己《口齿类要》曰："若唇肿起白皮，皲裂如蚕茧，名曰茧唇……若患者忽略，治者不察，反为翻花败症矣。"因此，有关本病的中医认识可参考散见于"茧唇""斑疹"等病证。

【病因病机】

1. 气滞血瘀

感受风热邪毒，或长期烟、酒、槟榔等不良刺激，经络气血运行不畅，气血失和，邪毒蕴积不散导致口腔白斑形成。

2. 湿聚痰凝

饮食不节，损伤脾气，脾失健运，水湿内停，湿聚成疾，痰浊上聚，浸渍于口而发生口腔白斑。

3. 阴虚内热

思虑过度，劳伤心脾，阴液暗耗，虚火上炎；或肝肾阴亏，相火偏亢，循经上炎，灼伤肌膜所致口腔白斑。

4. 脾气虚弱

饮食不节，伤及脾阳。后天之本受损所致脏腑功能失常，阳不制阴，阴水上泛，浸渍肌膜所致口腔白斑。

【辨证要点】

1. 气滞血瘀证

白斑粗糙较硬，病损局限，伴烦躁不安，或腹痛腹胀，或月经不调。舌质暗红或偏紫，有瘀斑；舌下静脉瘀血紫暗，脉涩。

2. 湿聚痰凝证

白斑厚而凸起，多伴有糜烂，并见胸脘痞闷，纳差食少，大便溏薄。舌质淡红，苔腻，脉滑。

3. 阴虚火旺证

白斑，或黏膜红白相间，干燥、皲裂，伴形体消瘦，口干舌燥，失眠多梦，腰膝酸软，五心烦热。舌质红，苔少，脉细数。

4. 脾气虚弱证

白斑色泽淡，周围黏膜色淡无津，扪之感觉僵硬，多见皱纹纸状或斑块状白斑，伴面色㿠白，肢冷，腹中不温，完谷不化。舌淡胖，苔白滑，脉沉微或沉迟无力。

【病案举例】

案 1　气滞血瘀之口腔白斑

袁某，男，38 岁，公司职员。2004 年 6 月 11 日初诊。

诉右颊不适半年余，照镜子发现颜色发白，无疼痛，用手摸上去表面粗糙，未行治疗。平时有吸烟、咀嚼槟榔习惯。今来就诊求治。检查：外观精神可，无明显张口受限，右颊黏膜见一 0.5cm×0.5cm 大小白色斑块，触之表面粗糙，无明显疼痛不适，界限清楚，舌暗红，苔黄厚，脉涩。

诊断：口腔白斑。

辨证：气滞血瘀。

治则：理气活血，化瘀消斑。

方选桃红四物汤加味：川芎 10g，赤芍 10g，甘草 5g，桃仁 10g，红花 10g，夏枯草 15g，生地黄 15g，当归 10g，柴胡 10g，制香附 10g，郁金 10g，黄芩 10g，丹参 10g。10 剂，日 1 剂，水煎服。

6 月 22 日二诊：服药后检查见右侧颊黏膜白色斑块面积缩小，仅绿豆大小，质地中等。原方加桑叶 10g，蝉蜕 5g，防风 10g。10 剂，日 1 剂，水煎服。

7 月 3 日三诊：服药后右颊白色斑块消失，原方去夏枯草、蝉蜕，加沙参 10g，麦冬 10g。10 剂，日 1 剂，水煎服。

观察半年，未见复发。

案 2　湿聚痰凝之口腔白斑

廖某，男，42 岁，国企员工。2016 年 5 月 20 日初诊。

诉下唇内侧发白 1 年余，时隐时现，自觉有粗糙感，未予特殊处理。近期觉下唇黏膜不适，纳差，大便偏稀。有咀嚼槟榔史，吸烟史。检查：外观精神可，无明显张口受限，下唇见一约 2.0cm×1.5cm 大小白色斑块，高于黏膜，扪之粗糙，周围黏膜轻微充血，舌淡红，苔黄腻，脉滑数。

诊断：口腔白斑。

辨证：湿聚痰凝。

治则：健脾化湿，祛痰化斑。

方选二陈汤加味：法半夏 10g，橘红 10g，茯苓 10g，甘草 5g，广藿香 10g，浙贝母 10g，夏枯草 15g，白术 10g，薏苡仁 15g，牡丹皮 10g。10 剂，日 1 剂，水煎服。

5 月 30 日二诊：服药后下唇不适感较前减轻，周围黏膜未见明显充血，但白色斑块仍存。原方加蝉蜕 5g，防风 10g。10 剂，日 1 剂，水煎服。

6月11日三诊：下唇内侧仍见白色斑块，但面积较前稍小，给予手术切除。

观察1年，未见复发。

案3　脾气虚弱之口腔白斑

马某，男，62岁，个体经营。2013年10月15日初诊。

两个月前发现舌背有一黄豆大小白色斑块，未予注意，发白处偶有破溃现象，且不易愈合，曾于社区医院就诊，静脉输液治疗（药物不详），效果欠佳，今来我处就诊求治。检查：外观精神差，无明显张口受限，舌前1/3表面见白色病损，中央略凸起黏膜，约黄豆大小，轻度糜烂，伴神疲乏力，舌淡，苔薄白，脉细弱。

诊断：口腔白斑。

辨证：脾气虚弱。

治则：补脾益气，祛风化湿。

方选参苓白术散加减：黄芪10g，党参10g，白术10g，茯苓10g，白鲜皮10g，甘草5g，薏苡仁15g，防风10g，黄芩10g，金银花15g，赤芍10g。10剂，日1剂，水煎服。

10月26日二诊：服药后倦怠乏力较前减轻，舌白斑周围糜烂明显好转，原方加石斛10g，夏枯草15g。10剂，日1剂，水煎服。

11月7日三诊：共服药20剂后，糜烂愈合，舌白斑渐消。

观察1年，病情稳定。

【心得体会】

白斑治疗首先要去除局部不良刺激因素，如残根、残冠、错位牙、不良修复体等；纠正不良生活习惯，如戒烟、酒、槟榔等。对于均质型白斑可定期观察不做特殊处理，对于中度及重度上皮异常增生则需要手术切除，给予密切关注。中医治疗口腔白斑以理气活血、清热解毒、健脾化湿、扶正祛邪为原则。本人认为白斑的治疗宜采用中西结合的治疗方法，中医辨证施治可增强体质，提高抗病能力；西医手术治疗方可事半功倍。

（十五）白塞综合征

白塞综合征又称贝赫切特综合征，白塞综合征，口、眼、生殖器三联征。因 1937 年土耳其皮肤病医师 Hulusi Bechcet 首先报道而得名，是一种以细小血管炎为病理基础的慢性进行性、复发性、系统损害性疾病。内科学将其归于风湿性疾病。口腔溃疡为最基本的病损，发生率接近 100%。关节以及心血管、神经、消化、呼吸、泌尿等多系统的病变，虽发生概率较小，但后果严重，可危及生命。中医学对于本病没有相应的病名，根据临床症状，多数医家都将其归于中医学之"狐惑"病，名为狐疑惑乱之意，形容该病出没无常，病证繁多，变化莫测，不可捉摸，是以取类比象定名。

【病因病机】

1. 肝肾阴虚

肝藏血，肾藏精，肝肾同源，精血互生。先天禀赋不足，肝肾阴虚；或忧思过度，久病失调致肝肾皆虚，虚热内生，热邪充斥上下而成本病。

2. 湿热内蕴

感受湿热毒邪，或过食肥甘厚味，酿湿生热；或热病之后，余毒未尽，湿热相搏，循经上蒸或下注而发病。

3. 肝经湿热

情志过激，肝失疏泄，气郁化火；或肝气横逆，致脾失健运，湿邪内生，郁而化热，湿热之邪循经上乘下犯所致本病。

4. 脾肾阳虚

因汗、吐、泻太过；或过服苦寒药物，损伤脾阳；或大病久病之后耗气伤阳，致脾肾阳虚，阴寒内盛，水湿泛溢，流注经络所致本病。

【辨证要点】

1. 肝经湿热证

口腔溃疡数目较多，溃面黄白，周围充血红肿，灼痛；或阴部溃疡，疼痛剧烈；或视物不清，白睛混赤（混合充血），瞳神紧小，神水混浊（房水混浊），黄液上冲（前房积脓），眼眵多；皮肤红斑结节；或有发热，烦躁不安，小便短赤。舌质红，苔黄腻，脉弦数。

2. 脾胃湿热证

口颊腭咽部散在溃疡，溃面黄浊，周围充血红肿；或阴部溃疡，有腐臭味，疼痛明显；或目赤，眼眵多；皮肤结节或脓疱，口内流涎，口臭。苔黄厚腻，脉滑数。

3. 肝肾阴虚证

溃疡数目少而散在，形小如粟，表面灰黄，周围有红晕，灼痛；或阴部溃疡久不愈合，病损彼起此伏，缠绵不断；或见皮肤红斑结节；或目赤涩痛，视物昏花，抱轮微红（睫状充血），瞳神干缺不圆（瞳孔后粘连）。并伴有头晕耳鸣，失眠多梦，口舌干燥，五心烦热，盗汗乏力，便干尿黄。舌红少津，苔黄，脉细数。

4. 脾肾阳虚证

口腔溃疡稀疏量少，疡面灰白，周围及基底黏膜水肿，疼痛轻微，久治不愈；或见外阴溃疡，久不敛口。并伴有形寒肢冷，倦怠食少，腹胀便溏，关节肿痛。舌质淡胖，或有齿痕，苔白滑，脉沉细无力。

【病案举例】

案 1　肝经湿热之白塞综合征

王某，女，37 岁，干部。2010 年 6 月 28 日初诊。

诉口内反复溃疡两年余。患者两年前开始口内反复溃疡发作，发作时数目较多，疼痛不适，近 1 年生殖器见有溃疡，自觉视物不清，某医学院检查，诊为白塞综合征，已用激素 3 个月，症状明显好转，但每激素一减量口腔溃疡又发生，加用则症状又减轻。今来诊寻求中医治疗。检查：外观精神可，双眼结膜轻度充血，无张口受限，下唇内侧黏膜、左颊黏膜分别见有两处 0.8cm×0.8cm 大小溃疡，色黄，周围充血，四肢皮肤见红斑结节，外阴未见溃疡。伴胸闷，口苦，小便黄，舌红，苔黄腻，脉弦数。

诊断：白塞综合征。

辨证：肝经湿热。

治则：清肝泻火，利湿化浊。

方选龙胆泻肝汤加减：龙胆草 10g，黄芩 10g，栀子 10g，当归 10g，生地黄 15g，柴胡 10g，甘草 10g，金银花 10g，菊花 10g，丹参 10g，黄柏 10g，土茯苓 15g，藿香 10g，薏苡仁 15g。10 剂，日 1 剂，水煎服。泼尼松，减量服用，每日 20mg 减为 15mg，顿服。

7 月 9 日二诊：服药后口腔溃疡面积明显缩小，四肢皮肤红斑结节基本消退，眼结膜充血减轻，但偶有不适感。原方去龙胆草、栀子，加淡竹叶 10g，玄参 10g，夏枯草 10g。10 剂，日 1 剂，水煎服。泼尼松减为每日 10mg。

7月20日三诊：全身症状明显改善，口腔溃疡愈合，眼结膜已不充血，四肢红斑结节消退。原方去黄芩、淡竹叶。10剂，日1剂，水煎服。泼尼松每日10mg，维持。

7月31日四诊：病情稳定，仍以上方加减，兼服杞菊地黄丸。停用泼尼松，改服雷公藤总苷片，每次10mg，每日3次。

观察1年，未见病情加重。

案2 脾胃湿热之白塞综合征

周某，男，28岁，公司职员。2007年3月4日初诊。

诉口腔溃疡反复发作1年余，曾有外阴溃疡史，自行服用头孢类消炎药，未见明显效果。近半年双下肢出现红斑结节，某医学院检查，诊为白塞综合征，已用泼尼松6个月，病情明显好转，本人不愿长期服用大剂量激素，要求中药治疗。检查：软腭黏膜见有3个黄豆大小溃疡，色黄白，凹陷，周围红肿，双下肢皮肤见结节红斑，外阴部未见溃疡。伴口干口臭，舌红，苔黄腻，脉滑数。

诊断：白塞综合征。

辨证：脾胃湿热。

治则：清胃泻火，利湿化浊。

选自拟方：生地黄15g，牡丹皮10g，当归10g，黄连5g，生石膏15g，藿香10g，麦冬10g，桔梗10g，黄柏10g，石斛10g，土茯苓15g，薏苡仁15g，甘草10g。10剂，日1剂，水煎服。泼尼松减量服用，每日30mg减为每日25mg，顿服。

3月15日二诊：服药后口腔溃疡明显好转，右颊黏膜又现两粟米大小溃疡，双下肢皮肤红斑渐消。原方去生石膏。10剂，日1剂，水煎服。泼尼松减量服用，每日20mg，继服。

3月26日三诊：口腔溃疡已愈，双下肢红斑消失。原方去黄连、藿香，加黄芪15g，党参10g。10剂，日1剂，继服之。泼尼松减量服用，每日15mg，继服。

4月7日四诊：症状基本消失。平时仍以上方加减，兼服参苓白术散。泼尼松减量服用，每日10mg，维持。

观察1年，病情稳定。

【心得体会】

白塞综合征属疑难疾患，西药主要用激素类药物控制病情，当该类药减至维持量时，继续撤减要非常慎重。曾经有患者每日用泼尼松20mg，顿服，维持多年，自以为病愈，后自行减量至5mg，还没有几天，结果病又复发了。所以，对于它的治疗只能是控制现有症状，减少复发，延长间歇期，缩短发作期，防止严重并发症产生等为目标。

白塞综合征的有关症状描述，早在东汉张仲景《伤寒杂病论》中就有记载，被认为是该病的最早记载。其谓："狐惑之为病……蚀于喉为惑，蚀于阴为狐。不欲饮食，恶闻食臭，其面目乍赤、乍黑、乍白。蚀于上部则声嗄，甘草泻心汤主之。"该书提出有关益气解毒，清热利湿的治疗方法，至今仍指导着对该病的治疗。当代之辨证分型基本离不开湿、热、毒三邪，如肝胆湿热，脾胃湿热，心脾积热，下焦湿热，阴虚火旺等。本人所接诊的病例，多数已接受或正在接受激素类药物治疗，急性期症状已得到或基本得到控制，除了口腔溃疡，其他如眼部症状、外阴溃疡、皮肤结节红斑等往往见不到。此时的辨证，主要以口腔溃疡为依据，结合其他症状和全身表现，分别施以清热泻火，清热利湿，滋阴清热等方法，采用中药与激素疗法并用，以达到最佳效果。

（十六）正中菱形舌

正中菱形舌是发生在舌背正中人字沟前方状似菱形的红斑样病损。常伴舌乳头剥脱，色红润，表面粗糙或光滑，裂隙状或结节状。多无明显不适症状，部分患者有烧灼感、痒感，进食辛辣食物可伴有刺痛，特别是在病损萎缩最明显的部位。以中年多见，男性多于女性。病损在舌正中，状似鸡心，中医学称之为"鸡心舌"。

【病因病机】

肾脉贯咽喉，舌根属肾，先天禀赋不足，或后天失养，脾气虚弱；或久病伤阴，脾肾阴亏，舌失濡养，而形成本病。

【辨证要点】

舌背正中偏后部见有一菱形或椭圆形无苔区，时有不适或轻微疼痛，遇刺激症状加重，伴有食少体倦，口干舌燥，或手足心热，舌淡苔少，或舌红苔薄黄，脉濡或细数。

【病案举例】

案1　阴虚火旺之菱形舌

胡某，男，53岁，工人。2009年7月2日初诊。

患者自诉发现舌根部位发红两周，怀疑上火引起，自服三黄片后腹泻，但舌部症状未见好转，近来觉舌部进食刺激性食物有不适，舌部轻微烧灼感。特来寻求中医治疗。检查：患者两颧潮红，舌前部苔黄少津。舌背轮廓乳头前部见大小约 1.5cm×1.2cm 菱形无苔面，表面光滑，触质软，口腔黏膜稍发红。伴口干、心烦失眠、大便干结。苔黄，脉细数。

诊断：菱形舌。

辨证：阴虚火旺。

治则：清热养阴，生津止渴。

方选左归丸合知柏地黄汤加减：熟地黄 10g，山茱萸 10g，山药 10g，川牛膝 10g，菟丝子 10g，茯苓 10g，牡丹皮 10g，知母 15g，黄柏 10g，麦冬 10g，沙参 10g，石斛 10g，柏子仁 10g，淡竹叶 5g，甘草 5g。10剂，日 1 剂，水煎服。嘱其淡盐水漱口，每日 4~5 次。

7 月 12 日二诊：服药后口干、进食刺激不适等症状减轻。失眠、大便干结等症状好转。原方去黄柏、淡竹叶，加生地黄 15g，天花粉 10g。10 剂，日 1 剂，水煎服。

7 月 23 日三诊：服药后菱形区见有薄苔，全身症状明显改善。守原方 10 剂，日 1 剂，水煎服。

观察 1 年，病情稳定。

案 2　脾胃气虚之菱形舌

陈某，男，43 岁，干部。2018 年 3 月 2 日初诊。

主诉舌部正中央无苔伴疼痛 4 个月。2017 年 12 月出现舌痛，进食刺激性食物时疼痛加重，遂照镜子发现舌背中央无苔。特前来寻求中医治疗。检查：舌背中后份丝状乳头萎缩，似菱形，边界清楚，表面发红光滑。伴少气懒言，体倦肢软，面色无华，大便稀溏，舌淡，脉弱。

诊断：菱形舌。

辨证：脾胃气虚。

治则：补中益气，养阴生津。

方选补中益气汤加味：黄芪 15g，党参 15g，当归 10g，柴胡 10g，升麻 10g，白术 10g，陈皮 10g，天花粉 10g，百合 10g，石斛 10g，麦冬 10g，黄连 3g，淡竹叶 5g，甘草 5g。10 剂，日 1 剂，水煎服。

3 月 12 日二诊：服药后疼痛症状明显减轻，全身不适明显改善。原方加西洋参 5g，郁金 10g。10 剂，日 1 剂，水煎服。

3月23日三诊：服药后菱形区见有薄苔，精气神明显改善。改口服补中益气丸两个月。

观察1年，病情稳定。

【心得体会】

本病发生多因肾精虚亏，虚火上炎；或脾气虚弱，生化不足，舌失濡养所致。治则前者滋阴补肾，清降虚火；后者补脾益气，养阴生津。常用药有熟地黄、生地黄、山茱萸、山药、茯苓、天冬、麦冬、淡竹叶、石斛、天花粉、党参、黄连、甘草等。

西医学认为，本病与发育畸形、白色念珠菌感染、内分泌失调、生活习惯、营养因素等有关。伴有真菌感染者，可予以抗真菌治疗。如病变区触及结节样，应当及时活检，做到早诊断，早治疗。

（十七）天疱疮

天疱疮是一类严重的、慢性的黏膜-皮肤自身免疫大疱性疾病。临床表现为黏膜及皮肤上出现疱壁薄而透明的松弛性水疱，可伴有红斑，水疱可随病情发展出现血疱、脓疱、糜烂、结痂，尼氏征阳性，患者自觉轻度瘙痒，糜烂时则有疼痛。临床上根据皮肤损害特点可以分为寻常型、增殖型、落叶型和红斑型四种类型，其中寻常型天疱疮发生口腔黏膜损害最为多见。天疱疮最多见于40~60岁的人群，少年儿童少见，男女均可发病，可发生于任何民族。本病中医也称"天疱疮"。

【病因病机】

1. 脾胃湿热

过食辛辣或饮食不节，脾胃受损，运化失常，湿聚中焦，郁久生热，以致湿热内蕴而致。

2. 热毒炽盛

六淫传里化火，致心火妄动；或外感风热暑湿之邪，致火邪犯肺，郁而不解，蒸灼肌膜而致。

【辨证要点】

1. 脾胃湿热证

口腔黏膜或皮肤区域见有大小不等水疱，疱壁薄，呈淡黄或淡红色，易破溃，溃后见糜烂面，渗出物多。伴口苦纳呆，心烦身热，大便粘而臭，小便黄，舌红，苔黄腻，脉滑数。

2. 热毒炽盛证

口腔黏膜或皮肤区域出现广泛充血及水疱，破溃后糜烂、渗出、结痂。发病快，发展迅速，全身可出现发热，身痛，口渴，便结，尿黄，舌质红，苔黄，脉数。

【病案举例】

案1　脾胃湿热之天疱疮

仇某，女，56岁，干部。2011年6月13日初诊。

诉上腭起疱两个半月。两个月前不明原因出现上腭起疱，疼痛明显，影响言语与进食。当地医院诊断为扁平苔藓，治疗无明显效果。半个月前背部皮肤出现水疱并破溃，牙龈也见有糜烂。否认其他系统病史和药物过敏史。检查：软腭左右侧均见大面积糜烂面，鲜红色，形状不规则，边界清楚，表面渗出物多。双侧后磨牙颊侧牙龈见有不规则糜烂面，表面覆盖黄白色假膜，可揭去，尼氏征阳性。背部近双侧肩胛部位皮肤可见多个水疱及水疱破溃后遗留的糜烂面，呈鲜红色病损。伴口苦口臭，大便黏而臭，小便黄，舌红，苔黄腻，脉滑数。

诊断：天疱疮。

辨证：脾胃湿热。

治则：清脾泄热。

选自拟方：柴胡10g，黄芩10g，栀子10g，金银花15g，白术10g，茯苓10g，黄连5g，淡竹叶5g，茵陈10g，白鲜皮10g，牡丹皮10g，薏苡仁15g，地肤子10g，甘草10g。15剂，日1剂，水煎服。雷公藤总苷片，每次10mg，每日3次，饭后服。中药雾化（自制药），每日1次。背部皮肤地塞米松涂剂外搽，每日3次。

6月29日二诊：病情好转，口腔黏膜糜烂面明显缩小，背部皮肤糜烂面渗出减少，逐渐收敛干涸。守原方，15剂，日1剂，继服之。雷公藤总苷片，按原剂量服用。外用药同上。

7月15日三诊：自觉症状基本消失，口腔黏膜糜烂面逐渐愈合，背部皮肤糜烂已干涸结痂。原方去黄连、栀子、地肤子，加黄芪20g，石斛10g。15剂，日1剂，继服之。雷公藤总苷片，按原剂量服用。停用外用药。

7月30日四诊：口腔黏膜糜烂愈合，二便调，日后仍以上方增损，兼服参苓白术散。雷公藤总苷片，每次 10mg，每日两次。

观察 1 年，病情稳定。

案 2　热毒炽盛之天疱疮

任某，男，48 岁，农民。2013 年 3 月 10 日初诊。

诉口腔溃疡反复发作 3 年，近 1 个月复发加重。3 年前始发口腔溃疡，2~3 个月发作 1 次，每次 2~3 个，10 天左右可愈。1 个月前又发口腔溃疡，溃疡数目多且大，当地医院以口腔溃疡论治，不见明显好转，至今未愈。否认外生殖器溃疡，否认系统病史与药物过敏史。检查：双颊及上下颌颊侧牙龈黏膜可见多处大小不等糜烂面，形状不规则，边界清楚，表面有黄白色假膜覆盖，糜烂面周围不红肿。尼氏征阳性。皮肤未见水疱。伴心烦身热，口燥咽干，小便黄，大便结，舌红，苔黄，脉数有力。

诊断：天疱疮。

辨证：热毒炽盛。

治则：清热泻火，凉血解毒。

方选清瘟败毒散加减：生石膏 20g，水牛角 20g（先煎），黄连 5g，黄芩 15g，栀子 10g，生地黄 15g，紫草 10g，金银花 15g，玄参 10g，连翘 10g，藿香 10g，牡丹皮 10g，甘草 10g。15 剂，日 1 剂，水煎服。泼尼松 30mg，每日 1 次，顿服。中药雾化（自制药），每日 1 次。

3 月 26 日二诊：心烦身热明显好转，双颊及上下颌颊侧牙龈黏膜糜烂面缩窄。上方去生石膏、水牛角、栀子，加淡竹叶 5g，茯苓 10g，夏枯草 15g。15 剂，日 1 剂，水煎服。泼尼松，减量服用，每日 30mg 减为每日 25mg，顿服。中药雾化同上。

4 月 10 日三诊：自觉症状基本消失，口腔黏膜糜烂面逐渐愈合。上方去黄连、淡竹叶、紫草，加黄芪 20g，石斛 10g，麦冬 10g。15 剂，日 1 剂，水煎服。泼尼松减为每日 20mg，顿服。中药雾化同上。

4 月 26 日四诊：口腔黏膜糜烂面愈合，守上方加减，20 剂，日 1 剂，水煎服。兼服知柏地黄丸。停用中药雾化。泼尼松减为每日 15mg，顿服。

4 月 30 日五诊：病情稳定，守上方加减。泼尼松减为每日 10mg，维持。

观察 1 年，未见病情加重。

【心得体会】

本病慢性起病，局部糜烂面干净、界线清楚、呈不规则、周围黏膜无明显炎症反应、尼氏征阳性、组织病理学检查证实。临证可表现出各种不同症状，有口腔、皮肤均有损害者；有的仅见口腔黏膜病损，注意辨别。

《外科正宗》曰："天疱者，乃心火妄动，脾湿随之……"《外科大成》曰："天疱疮者，初起白色燎浆水疱，小如芡实，大如棋子，延及遍身，疼痛难忍，由肺受暑热，秽气伏结而成。"其发病与心火妄动、脾胃湿热、肺受暑热等有关。起水疱、疼痛难忍等症状描述与临床表现基本相符，后人多遵循其观点，对本病分别从脾胃湿热，心火上炎，肺热熏蒸等方面进行辨证，但湿热贯穿疾病始终。病发展至后期可能出现脾气虚弱、气血两虚、肝肾阴虚等证。治疗应根据症状表现选方用药，早期清热解毒，清热利湿，清热凉血为主，待病情控制或缓解后，则以补脾益气，健脾和胃，滋养肝肾之法治之。但要强调的是临床多采用中药与激素并用，以增强疗效和减少激素带给的不良反应，这样有利于缓解病情，巩固治疗效果。

（十八）类天疱疮

类天疱疮是一类在临床上以黏膜皮肤的厚壁张力性大疱为特征的慢性自身免疫性疾病。多见于60岁以上的老年人，一般全身症状轻微，病程较长，但预后较好。根据口腔黏膜的临床表现可分为大疱性类天疱疮和瘢痕性类天疱疮两种类型，以后者为多见。前者以口腔黏膜粟粒大小的水疱为特征，水疱不易破，尼氏征阴性，水疱破后溃疡渐趋于愈合并不扩展；后者以水疱为主要表现，好发于口腔黏膜、眼结膜等体窍黏膜，愈合后有瘢痕形成。本病属中医学"水丹"范畴。

【病因病机】

1. 湿热内蕴

嗜食肥甘厚味，酿成湿热，内蕴不散；或外感湿热之邪，上蒸于口腔，蒸灼黏膜、肌肤发为本病。

2. 气阴两虚

素体阴虚，或久病伤阴，气随阴伤；或复感燥热之邪，伤津耗气，气阴两伤，致口腔肌膜及皮肤水疱、糜烂经久不愈。

【辨证要点】

1. 湿热内蕴证

口腔黏膜出现水疱，疱液清亮，疱壁厚，破溃见基底呈红色溃疡面，愈后易留瘢痕，牙龈可呈剥脱样。体表皮肤亦可见水疱，并有瘙痒。伴口苦口臭，渴不多饮，身体困重，嗜睡，便溏。舌质红，有齿痕，苔黄腻，脉濡数。

2. 气阴两虚证

口腔黏膜及体表皮肤出现水疱，糜烂，渗出，结痂。时而可见有少量出血，破溃后的红色溃疡面，触痛，久不收口。伴面色无华，头晕目眩，食少乏力，舌质红，少苔光亮，脉细数无力。

【病案举例】

案 1　湿热内蕴之类天疱疮

许某，女，58 岁，退休。2012 年 3 月 24 日初诊。

自诉口腔起疱 5 月余，疱易破，四肢也有少许水疱，疱破流水。曾于外院就诊，予以口腔水疱病理组织检查，结果提示，符合类天疱疮样改变，诊断为类天疱疮。给予激素类药物治疗，初期疗效较好，后病情又加重，今来诊寻求中医治疗。检查：口腔黏膜多处水疱，直径 0.5～1cm 不等，部分水疱破溃，破溃处呈红色溃疡面，周围散在出血点。同时四肢屈侧可见数个水疱，也留有多个瘢痕面。伴口干、口苦，大便溏，舌红，苔黄腻，脉濡数。

诊断：类天疱疮。

辨证：湿热内蕴。

治则：清热利湿，凉血解毒。

方选清瘟败毒饮加减：黄连 10g，黄芩 10g，黄柏 10g，栀子 10g，淡竹叶 5g，金银花 20g，连翘 10g，生地黄 20g，玄参 20g，柴胡 10g，防风 10g，牡丹皮 10g，茯苓 10g，生薏苡仁 15g，甘草 5g，僵蚕 10g。10 剂，日 1 剂，水煎服。

4 月 6 日二诊：服药后新发水疱明显减少，全身及局部症状明显减轻。原方去黄芩、黄柏、僵蚕，加麦冬 10g，石斛 10g。10 剂，日 1 剂，水煎服。

4 月 16 日三诊：药后偶见新发水疱。后以上方增减，水煎服。

观察 1 年，病情稳定。

案2　气阴两虚之类天疱疮

成某，女，67 岁，退休。2016 年 8 月 4 日初诊。

患者自诉两年前出现头面部水疱，后逐渐躯干四肢亦可见水疱，水疱易破，流水。曾于外院就诊，病理检查诊为类天疱疮。予以泼尼松口服治疗，疗效一般，且觉副作用大，欲中药治疗，特来诊。检查：患者头颈部多处水疱及血疱，部分血痂及瘢痕组织。口唇上皮剥脱呈鲜红色，轻触出血，两颊黏膜亦可见水疱。伴口干欲饮，失眠多梦，倦怠乏力，头晕。舌淡，少苔，脉细数无力。

诊断：类天疱疮。

辨证：气阴两虚。

治则：益气养阴，佐以清热。

方选玉女煎合知柏地黄丸加减：生石膏 15g，生地黄 20g，麦冬 15g，沙参 15g，石斛 10g，天花粉 10g，黄芪 15g，淡竹叶 10g，金银花 15g，黄芩 10g，知母 10g，黄柏 10g，茯苓 10g，柏子仁 10g，甘草 5g。10 剂，日 1 剂，水煎服。

8 月 15 日二诊：药后头颈及口内水疱减少，口干、失眠明显好转，原方去生石膏。10 剂，日 1 剂，水煎服。

8 月 25 日三诊：药后暂未见新发水疱。守原方随症加减 20 剂，日 1 剂，水煎服。

观察 1 年，病情稳定。

【心得体会】

本病主要表现为口腔黏膜及肌肤水疱，渗出，糜烂，疼痛等症状，然症状产生与湿热关系密切，湿热又与脾有关。脾主肌肉，运化水湿，脾的功能失司，水湿停聚黏膜、肌肤。湿热蕴积日久又可化燥伤阴耗气，气随津耗，而气阴两虚。湿热内蕴者，治宜清热利湿，凉血解毒，方选清瘟败毒饮加减；气阴两虚时，又宜益气养阴，佐以清热，方选玉女煎合知柏地黄丸加减。对于糜烂、渗血严重者，还可选用犀角地黄汤，以清热凉血。反复发作，中医药治疗不能减轻症状时，要选用激素，并以小剂量维持。总之，中西医结合治疗本病，可减少西药的不良反应，巩固其疗效，减少复发次数，可供临床参考借鉴。

（十九）慢性盘状红斑狼疮

慢性盘状红斑狼疮是一种慢性皮肤-黏膜结缔组织疾病，是狼疮病中最轻的一种，主要累及头面部皮肤及口腔黏膜，口腔以上下唇为好发部位，且以下唇多见。其表现为持久性盘状红色斑片，中央萎缩下陷呈盘状，边界清楚，周围有红晕或毛细血管扩张，有时在糜烂的周围有白色呈放射状排列短条纹。有的只有口腔黏膜损害而不合并皮肤病损，全身症状多不明显。多发生于中青年男女。古籍中对该病未有详细记载，根据其在口腔表现，类似于中医学"日晒疮""猫眼疮"等。

【病因病机】

1. 心脾积热

过食辛辣，或心脾素有蕴热，复受强烈日光照晒，火热上炎，蒸灼肌肤而发病。

2. 脾虚夹湿

脾开窍于口，其华在唇。饮食不节，脾气虚弱，运化失司，水湿内停，复受日光炎热曝晒，火热蕴于肌肤而引起。

3. 肝郁化火

情志不舒，肝气郁结，肝失条达，不得疏泄，气郁导致血滞而致此病。

【辨证要点】

1. 心脾积热证

下唇溃烂呈盘状，灼热瘙痒，皮肤发红，遇辛辣刺激，或日光暴晒症状加重。口渴喜饮，小便赤黄，大便干燥。舌质红，苔薄黄，脉数。

2. 脾虚夹湿证

唇部红肿，有渗出，皮损瘙痒。腹胀腹泻，食欲不振，舌质淡，苔白厚腻，脉沉缓。

3. 肝郁化火证

下唇糜烂渗血，伴有瘙痒、灼热感。患处见有放射状排列白色短条纹。伴见精神抑郁，胸胁满闷不舒，月经不调。舌质红，苔薄黄，脉弦数。

【病案举例】

案1　心脾积热之盘状红斑狼疮

赵某，女，43岁，工人。2010年9月18日初诊。

自诉下唇发烂一个半月，且范围逐渐扩大，有明显瘙痒。近半月来鼻梁两侧也出现圆形红斑。询问病史，患者去年亦发此病，程度较本次轻，两次均是在返乡忙于农活后发病。今特来就诊。检查：患者下唇部见片状糜烂，约 0.5cm×1.8cm，中央凹下呈盘状，周围干燥、色素脱失，唇红缘界限不清，有放射状白纹。双侧颊部发红，左颊见一 1.2cm×0.7cm、右颊见一 2.5cm×2cm 红色圆斑，稍隆起，边界清晰，上覆少许鳞屑。伴灼热、瘙痒，口干欲饮，大便干燥。舌质红，苔薄黄，脉数。

诊断：盘状红斑狼疮。

辨证：心脾积热。

治则：清热泻脾，解毒通便。

方选导赤散合清热泻脾散加减：生地黄 20g，木通 10g，甘草梢 10g，淡竹叶 10g，苦参 5g，白鲜皮 10g，金银花 15g，防风 10g，栀子 10g，生石膏 15g，黄连 5g，黄芩 10g，赤茯苓 10g，牡丹皮 10g，蝉蜕 5g。10 剂，日 1 剂，水煎服。

9 月 29 日二诊：药后唇部糜烂症状好转，瘙痒灼热感消失。原方去生石膏、苦参、蝉蜕，加石斛 10g，沙参 10g。10 剂，日 1 剂，水煎服。

10 月 9 日三诊：服药后唇部及面部斑块糜烂几近愈合，大便变软。守原方 10 剂，日 1 剂，水煎服。

观察半年，病情稳定。

案 2　脾虚夹湿之盘状红斑狼疮

杨某，女，38 岁，家庭主妇。2008 年 4 月 18 日初诊。

自诉嘴唇肿胀瘙痒半年，时有黄水渗出，自用金霉素眼膏外涂未见好转，遂使用曲安奈德乳膏，使用时好转，停用复发。今来我院寻求中药治疗。检查：下唇肿胀，见约 3cm×1cm 红色斑块，中央稍凹陷，表面渗湿，有淡黄色痂皮，唇红缘界限不清，周围有少许短白纹，伴瘙痒。腹泻，食欲欠佳，易疲劳。舌质淡，苔白腻，脉沉缓。

诊断：盘状红斑狼疮。

辨证：脾虚夹湿。

治则：清热利湿，健脾和胃。

方选三仁汤合参苓白术散加减：薏苡仁 15g，杏仁 10g，淡竹叶 5g，滑石 10g，沙参 10g，茯苓 15g，白术 10g，炒麦芽 10g，山药 10g，牡丹皮 10g，荆芥 10g，甘草 5g，金银花 15g。10 剂，日 1 剂，水煎服。

4 月 28 日二诊：药后下唇肿胀部分消退，斑块表面渗出减少，但仍时有瘙痒。原方去杏仁,加蝉蜕 5g,麦冬 10g。10 剂,日 1 剂,水煎服。

5 月 8 日三诊:药后下唇肿胀消退,斑块表面干燥,部分痂皮已自行脱落。守原方 15 剂,日 1 剂,水煎服。

观察半年,病情稳定。

案 3　肝郁化火之盘状红斑狼疮

张某,女,47 岁,工人。2005 年 8 月 5 日初诊。

自诉今年 6 月份起出现唇部发烂,流水,有时渗血,灼热疼痛,于当地医院诊断为扁平苔藓,口服白芍总苷胶囊未见好转,后两颊亦出现红色皮疹,有时渗血。今来诊寻求中医治疗。检查:下唇见盘状凹陷红斑,中央糜烂,边缘见血痂,周围见白色花纹,唇红缘界限不清,唇周少许放射状白纹。急躁易怒,失眠多梦,月经不调,大便秘结,小便黄,舌红,苔薄黄,脉弦数。

诊断:盘状红斑狼疮。

辨证:肝郁化火。

治宜疏肝理气,清热利湿。

方选柴胡疏肝散加减:柴胡 10g,陈皮 10g,枳壳 10g,制香附 10g,黄连 5g,金银花 15g,栀子 10g,生地黄 15g,防风 10g,牡丹皮 10g,甘草 5g,郁金 10g,连翘 10g,蝉蜕 5g,百合 10g。10 剂,日 1 剂,水煎服。

8 月 16 日二诊:服药后下唇红斑出血减少,灼热感消失,仍有失眠。原方去制香附、栀子、蝉蜕,加柏子仁 10g,合欢皮 10g。10 剂,日 1 剂,水煎服。

8 月 26 日三诊:服药后下唇糜烂愈合,原有皮疹变为紫褐色并结痂,睡眠明显改善,大便变软。守原方 15 剂,日 1 剂,水煎服。

观察半年,病情稳定。

【心得体会】

慢性盘状红斑狼疮是一种免疫系统疾病,未经治疗可持续存在,并有发展为系统性红斑狼疮的可能性。若诊治及时,其预后较好。临床应注意与慢性唇炎、扁平苔藓等相鉴别。病情稳定后可服用六味地黄丸、杞菊地黄丸、知柏地黄丸等补肾中药。有研究报道,其能调整体内免疫功能,巩固治疗效果,可供借鉴。

除内服中药外,可选用生地黄、赤芍、黄芩、黄连、防风、蝉蜕、薄荷、甘草等各适量，煎水外敷。

（二十）舍格伦综合征

舍格伦综合征又称干燥综合征，是一个主要累及外分泌腺体的慢性炎症性自身免疫病。临床表现为唾液腺及泪腺受损、功能下降而出现口干、眼干，同时可出现其他外分泌腺及腺体外其他器官的受累而出现多系统损害的症状。实验室检查中，血清中有多种自身抗体和高免疫球蛋白血症。本病分为原发性和继发性两类。原发性干燥综合征属全球性疾病，在我国人群的患病率为 0.3%～0.7%，老年人群中患病率为 3%～4%。本病女性多见，男女比为 1∶4，发病年龄多在 40～50 岁，属中医学"燥证"范畴。

【病因病机】

1. 阴液亏虚

大病之后，或久病伤阴；或失血失液过多，津阴亏虚；或虚火上炎，灼伤津液，诸窍失却濡养而发病。

2. 肝郁化火

情志不舒，肝气郁结于内，气郁化火，火热耗伤津液，诱发内燥，官窍失濡，发为本病。

3. 气滞血瘀

正气不足，气血亏虚，脉道不得充盈而生瘀；或气郁日久，瘀血内生。气滞血瘀，瘀血不去，新血不生发为本病。

【辨证要点】

1. 阴液亏虚证

口干舌燥，口渴不欲多饮，进干燥食品需水送下，伴五心烦热，眼干，失眠头晕，舌红少津，苔少，脉细数。

2. 肝郁化火证

口干口苦，饮不解渴，月经紊乱，或兼有腹痛，胸胁、乳房、少腹胀痛，或目干无泪，头晕目眩，常因情绪波动而症状加重，舌质淡，苔薄少津，脉弦数。

3. 气滞血瘀证

口腔干涩不适，舌燥咽干，面色黧黑，或皮肤发斑色暗，或见红色斑点，舌质暗紫，舌尖边有瘀点，津少，脉涩。

【病案举例】

案 1　阴液亏虚之舍格伦综合征

易某，女，73 岁，退休。2012 年 6 月 2 日初诊。

自诉口干 1 年，尤以夜间较重，进食时需饮水方可吞咽，饮水不解渴，轻微眼干，便秘。失眠，需要口服艾司唑仑片方可入睡，曾于外院就诊，予以唇腺活检术，病检报告示：符合舍格伦综合征。今欲中药治疗，特来诊。检查：患者精神欠佳，少气懒言，双目干，张口可，口腔黏膜干燥，无光泽，色稍白。双侧唾液腺促排无明显分泌物，舌背可见多条浅裂纹。舌淡，少苔，脉沉细弱。

诊断：舍格伦综合征。

辨证：阴液亏虚。

治则：滋阴润燥，生津止渴。

方选一贯煎合益胃汤加减：生地黄 10g，天花粉 10g，白芍 15g，麦冬 20g，五味子 10g，熟地黄 20g，黄芪 20g，黄精 10g，石斛 10g，柏子仁 10g，玉竹参 10g，百合 10g，黄连 3g，甘草 5g。10 剂，日 1 剂，水煎服。

6 月 13 日二诊：药后口干、眼干、睡眠等症状好转。原方去黄连。10 剂，日 1 剂，水煎服。

6 月 25 日三诊：服药后口干、眼干等症状基本消失。守原方 20 剂，日 1 剂，水煎服。

观察 1 年，病情稳定。

案 2　肝郁气滞之舍格伦综合征

赵某，女，52 岁，无业。2016 年 4 月 21 日初诊。

患者自一年前其丈夫发生车祸后，出现口干口苦，常情绪低落，胸胁胀痛，夜间常觉口干加重，导致失眠，且有外阴干痒的症状，近半年月经紊乱，常常便秘，自用"下火药"又产生腹泻症状。于外院就诊，诊断为舍格伦综合征。今来诊寻求中医治疗。检查：患者面黄，口舌干燥，双侧唾液腺促排减弱，口底黏液池消失。舌质淡，少津，苔薄白，脉弦紧。

诊断：舍格伦综合征。

辨证：肝郁气滞。

治则：疏肝解郁，理气止渴。

方选逍遥散加减：当归 10g，白芍 10g，茯苓 10g，白术 10g，柴胡 10g，牡丹皮 10g，甘草 5g，薄荷 5g（后下），黄芩 10g，石斛 10g，芦根 10g，麦冬 10g，郁金 10g，黄柏 10g，柏子仁 10g，珍珠母 10g。10 剂，日 1 剂，水煎服。

5 月 6 日二诊：服药后口干、外阴干痒症状好转，大便通畅，但仍失眠多梦，去黄芩、黄柏，加黄连 5g，灵芝 10g，牡丹皮易丹参 10g。10 剂，日 1 剂，水煎服。

5 月 16 日三诊：服药后口干明显减轻，诸症好转。守原方 20 剂，日 1 剂，水煎服。

观察 1 年，病情稳定。

案 3　气滞血瘀之舍格伦综合征

雷某，女，49 岁，个体户。2010 年 9 月 17 日初诊。

患者诉口干不适近 8 个月，同时双手指尖有麻木感，觉近两年脸色暗沉，月经量少，色黑，常便秘。于外院就诊，诊断为舍格伦综合征。今来诊欲中药治疗。检查：患者面色黧黑，口腔黏膜干燥，口咽部亦干燥，口底黏液池消失。舌暗紫、尖边有瘀点，舌腹静脉曲张，脉细涩。

诊断：舍格伦综合征。

辨证：气滞血瘀。

治则：养血活血，祛瘀润燥。

方选桃红四物汤加减：桃仁 10g，红花 10g，当归 10g，生地黄 20g，玄参 15g，白芍 10g，川芎 10g，百合 15g，沙参 10g，麦冬 10g，黄芪 15g，天花粉 10g，牡丹皮 10g，玉竹参 20g，甘草 5g。10 剂，日 1 剂，水煎服。

9 月 29 日二诊：服药后口干等症状明显改善，月经量变多、色红。指尖麻木感好转。原方去川芎，加石斛 10g。10 剂，日 1 剂，水煎服。

10 月 9 日三诊：服药后口干等症状消失。守原方 20 剂，日 1 剂，水煎服。

观察 1 年，病情稳定。

【心得体会】

中医学认为，本病病因是"燥"，然燥有外燥、内燥两种，本病以内燥居多。《黄帝内经》云"燥胜则干。"燥邪致使津伤液燥，诸窍失濡。病久瘀血阻络，血脉不通；或因肝郁化火，诱发内燥等，累及皮肤黏膜、肌肉关节，深至脏腑而致病。治疗本病大法为滋阴润燥，无论是阴液亏虚，或是肝郁化火，气滞血瘀等证，常选加天冬、麦冬、生地黄、玄参、百合、当归、白芍、甘草等，以改善症状，稳定病情。本病及时正确中西医治疗，预后良好。

（二十一）猩红热

猩红热是由于 A 组溶血性链球菌感染而引起的急性呼吸道传染病。临床表现为发热、咽峡炎、口腔及咽喉黏膜出现红疹，全身弥漫性鲜红色皮疹和疹退后明显的脱屑。部分患者患病后由于变态反应而出现心、肾、关节的损害。本病一年四季均可发生，但以冬春季为多。主要经由空气飞沫传播，患者和带菌者是主要传染源。好发于儿童。中医学称之为"烂喉痧"。

【病因病机】

温热时毒之邪，乘时令不正之气自口鼻而入，引动肺胃伏热，热毒上攻口腔、咽喉所致。

【辨证要点】

恶寒发热，头痛，口渴，软腭可见小红点或小出血点。全身皮肤发红，从头颈向胸背、上肢、下肢依次出现的针帽大小、密集而均匀的点状充血性红疹皮疹，手压全部消退，去压后复现。急性口炎症状可先于皮疹。舌部明显水肿，菌状乳头充血，形成特征性的"杨梅舌"。脉浮数。

【病案举例】

风火相搏之猩红热

李某，男，9 岁，学生。2005 年 12 月 3 日初诊。

家长诉患儿高热两日，舌头上有小红点，耳后有小红疹，出现瘙痒，5 日前其同班同学出现过相似症状。今来诊。检查：患儿意识清楚，体温 38.7℃，舌部充血发红，光滑，舌乳头突起，似杨梅样。口内黏膜散在米粒样出血点，口咽部充血发红。耳后、颈部及上胸部可见针尖大小的点状红疹及抓痕，手压全部消退，去压后复现。左颌下触及黄豆大小淋巴结。伴口渴，饮水不解渴，食欲欠佳，大便结。脉浮数。血常规：白细胞增高。

诊断：猩红热。

辨证：风火相搏。

治则：疏风清热，凉血解毒。

方选普济消毒饮加减：生石膏10g，黄芩5g，栀子5g，桔梗10g，金银花10g，射干5g，玄参5g，连翘10g，牛蒡子10g，紫花地丁10g，大青叶5g，桔梗5g，甘草3g，蝉蜕3g，防风10g。5剂，日1剂，水煎服。

12月8日二诊：服药后烧退，舌部小红点明显减少，身上红疹逐渐消退，未见明显瘙痒。原方去生石膏、栀子、蝉蜕，加芦根10g，石斛5g。5剂，日1剂，水煎服。

12月15日三诊：服药后口咽疼痛、口渴症状基本消失，身上红疹处脱屑。原方去黄芩、紫花地丁，加麦冬5g，天冬5g。5剂，日1剂，服药后病愈。

【心得体会】

本病发展较快，初期多伴发热或高热，口腔炎症和咽喉肿痛症状明显。发病一天后，全身可遍布红色斑疹。经过积极治疗，口腔及咽喉症状在一周后开始减轻，身热渐降，皮肤开始脱屑；二周后基本病愈。对其治疗，初期宜疏风清热，解毒利咽，选用普济消毒饮加减；邪入气分、营血，宜清气凉营，泻火解毒，选用清营汤加减；后期热耗阴伤，宜养阴清热生津，选用沙参麦门冬汤加减。不同阶段，根据各异表现选方施药。

本病属传染病，对患病儿童，均应施行隔离治疗。冬春流行季节，做好防护。

（二十二）口腔白色角化症

口腔白色角化症又名口腔白色角化病、良性角化病、前白斑、厚皮病等。为长期的机械性刺激或化学刺激所造成的口腔黏膜局部白色角化斑块或斑片，多为残根残冠、不良修复体、烟草等刺激所引起，基本上是良性病变。中医没有相应的病名，根据其临床特征，属"斑"的范畴。

【病因病机】

饮食不节，脾胃受损，运化失司，水湿内停，或复感湿邪，郁久则凝聚为痰，痰随气升降，结于口腔肌膜而成本病。

【辨证要点】

多见于颊、唇、舌部。患处黏膜呈白色或淡白色，边界不清，触及基底柔软无结节。可伴胸脘痞闷，胃纳不佳。舌质淡，苔白腻，脉滑。

【病案举例】

痰湿凝聚之口腔白色角化症

刘某，男，48岁，个体户。2011年8月9日初诊。

自诉发现左侧口腔黏膜发白半月，近日，进食刺激食物时左颊黏膜疼痛不适。有咀嚼槟榔史十余年。因其亲友患口腔癌，担心自己病情，特来诊。检查：患者体胖，左颊咬颊线后份与28、38对应处黏膜呈边界不清白色改变，大小约1cm×1cm，见28、38颊侧萌出，全口牙齿不同程度磨损。伴倦怠，咳痰，口干不欲饮，晨起咽喉黏腻感。大便溏，舌质淡，苔白腻，脉滑。建议拔除28、38，患者不接受，遂以中药治疗。

诊断：口腔白色角化症。

辨证：痰湿凝聚。

治则：燥湿健脾，化痰消斑。

方选二陈汤加味：法半夏10g，茯苓15g，陈皮10g，薏苡仁15g，枳实10g，山药15g，白术10g，百部10g，浙贝母10g，夏枯草15g，桑白皮10g，桔梗10g，牡丹皮10g，黄连5g，炒麦芽10g，甘草5g。10剂，日1剂，水煎服。并调磨28、38咬殆。

8月19日二诊：药后左颊白色病损范围缩窄，咳痰减少，但仍便稀，食纳不佳。原方去夏枯草、桑白皮、枳实，加党参15g，扁豆10g。10剂，日1剂，水煎服。

8月29日三诊：药后全身症状得以改善，左颊白色病损消退而愈。

观察半年，病情稳定。

【心得体会】

本病乃水湿内停，痰湿阻络而为之，故选用二陈汤加味。方中法半夏燥湿化痰；陈皮、枳实理气燥湿；茯苓、薏苡仁、山药、白术、炒麦芽健脾；百部、浙贝母、桑白皮、桔梗化痰；夏枯草、牡丹皮、黄连清热凉血，共奏燥湿化痰，凉血消斑。

多数患者为良性角化，预后良好。发病与相对应牙齿有关，建议调磨乃至将其拔除。如经过治疗不能消退者，应行病理组织检查以明确诊断。

（二十三）口腔红斑病

口腔红斑是口腔黏膜上出现边界清晰的鲜红色、天鹅绒样斑块，在临床和组织病理学上不能诊断为其他疾病的一种口腔黏膜斑纹类疾病。较少见，属于癌前病变，预后不良，多见于中年以上男女。

【病因病机】

过食辛辣，脾胃受损，运化失司，湿热内蕴；或外感燥热之邪，聚于胸膈，邪热不得宣泄，化火上冲，熏灼口腔肌膜而致本病。

【辨证要点】

口腔黏膜红斑，表面呈天鹅绒样，颜色鲜红，似上皮缺失，或中央散在白色斑点，或中央有微小颗粒样结节，遇热加重。伴有口干口渴，心烦失眠，便秘溲赤，舌红，苔黄，脉滑数。

【病案举例】

热毒蕴结之口腔红斑病

黄某，男，42岁，个体户。2007年5月16日初诊。

自诉发现右舌缘鲜红，像脱皮样1周，进食稍有刺痛感，平素喜食烫食与辛辣食物。特来我院就诊寻求中医治疗。检查：患者舌活动可，右舌缘见一约2cm×1cm鲜红斑块，表面似天鹅绒样，边界清晰。伴口干欲饮，易怒，大便秘结。舌红，苔黄，脉滑数。

诊断：口腔红斑病。

辨证：热毒蕴结。

治则：泻火通便，清上泄下。

方选凉膈散加减：大黄15g，栀子10g，淡竹叶10g，黄芩10g，黄连5g，蒲公英10g，金银花15g，连翘10g，生地黄20g，郁金10g，牡丹皮10g，紫草10g，天花粉15g，薄荷5g（后下），甘草5g。10剂。日1剂，水煎服。

5月26日二诊：药后舌缘斑块颜色变淡，口干、便秘较前好转。原方去大黄、栀子，加石斛10g，麦冬10g。10剂，日1剂，水煎服。

6月6日三诊：药后舌缘斑块消失，口干、便秘等全身症状明显改善。守原方10剂，日1剂，水煎服。

观察半年，病情稳定。

【心得体会】

本病为火热结聚上、中二焦不散而为之，故选用凉膈散加减。方中大黄、栀子去其结而逐其热；黄芩、黄连、淡竹叶、薄荷清上中之火；连翘、金银花、紫草散肌膜络脉之余毒；生地黄、郁金、牡丹皮凉血活血，共奏清热凉血，活血消斑。

口腔红斑典型病损不难诊断，但间杂型口腔红斑容易误诊，因此，明确诊断需根据组织病理学的检查结果。临床上，还应与局部感染所致的炎性充血鉴别。告知患者饮食宜清淡，忌辛辣肥甘食物，定期口腔检查，以便早期发现，早期治疗。

三、口腔颌面部感染

（一）智齿冠周炎

智齿冠周炎是指智齿萌出不全或阻生时，牙冠周围软组织发生的炎症。临床上以下颌智齿冠周炎最常见，以 18~25 岁的青年为主要发病人群。表现为智齿周围牙龈及龈瓣红肿，甚则腮颊肿痛，牙关紧闭，开合不利，影响进食。本病及时治疗，多能痊愈，如延误治疗，易引起周围组织器官或多间隙感染，严重时形成骨膜下脓肿、下颌第一磨牙区黏膜瘘、面颊瘘以及骨坏死。本病属中医学"牙蛟痈""合架风""尽牙痈""角架风"范畴。

【病因病机】

1. 风热外袭

牙龈分属于足阳明胃经和手阳明大肠经，阳明经风火凝结，加之内热灼津，风热之邪循经上行，集聚牙咬处所致。

2. 胃肠蕴热

饮食不节，或过食厚味之品，造成胃肠湿热内蕴，积热循经搏聚于牙咬合处，火热灼腐肌膜，化脓成痈。

3. 肝经实火

过度劳累，心情郁闷，或烦躁易怒，怒而化火，火热循经上扰致气血凝滞，肉腐成脓而成本病。

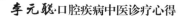

【辨证要点】

1. 风热外袭证

多见于病发初期，全身及局部症状均较轻。智齿周围软组织轻微红肿，探痛，或有咀嚼疼痛，头痛低热，全身不适，口渴，舌质微红，舌苔薄白，脉浮数。

2. 胃肠蕴热证

牙龈肿痛剧烈，牵涉耳颞部及腮颊，盲袋内溢脓，舌根及咽部肿痛，致吞咽困难，张口受限，颌下淋巴结肿大、压痛，口渴，便秘，舌红，苔黄腻，脉滑数。

3. 肝经实火证

牙龈红肿高起，上下牙不敢咬合，脓结于尽牙处，脓汁可流至智齿前方之槽下成痈，也可流注腮颊，穿破皮肤成面颊瘘，甚至脓毒流入骨下形成腐骨，同时伴有腮颊肿胀，吞咽疼痛，全身可有发热恶寒，口苦咽干，舌红，苔黄，脉弦数。

【病案举例】

案 1　风热外袭之智齿冠周炎

左某，男，30 岁，职员。2004 年 7 月 16 日初诊。

诉右下后牙牙龈肿痛反复发作多次，最近两天感冒后又发作。全身伴有轻度头痛、低热、口渴、小便黄、大便干。检查可见右下智齿周围软组织轻微红肿，有盲袋形成，触及疼痛，有黏性分泌物外溢，舌淡红，苔薄白，脉浮数。

诊断：智齿冠周炎。

辨证：风热外袭。

治则：疏风清热，消肿止痛。

方选银翘散加减：金银花 15g，连翘 10g，牛蒡子 10g，桑叶 10g，桔梗 10g，薄荷 5g（后下），淡竹叶 10g，荆芥穗 10g，鲜芦根 10g，大黄 10g，天花粉 10g，甘草 6g。5 剂，日 1 剂，水煎服。

7 月 22 日二诊：服药后疼痛明显减轻，已不头痛脑热，原方去大黄，继服 3 剂而愈。并嘱患者适当时候将右下智齿拔除。

案 2　胃肠积热之智齿冠周炎

谢某，女，34 岁，教师。2010 年 5 月 12 日初诊。

诉就诊前天晚上吃火锅后右下牙龈肿痛，并有逐渐加重的趋势，痛甚时牵涉耳颞部及腮颊部疼痛，张口受限，轻微发热，口渴、便秘、食欲不振。因患者服用西药抗生素后恶心呕吐，遂来我科要求中医治疗。检查可见右下尽牙牙龈红肿，压痛，盲袋内溢脓，张口度约2指，右颌下淋巴结肿大、压痛，舌红，苔黄腻、脉滑数。

诊断：智齿冠周炎。

辨证：胃肠积热。

治则：清胃泻火，凉血消肿。

方选清胃散加减：黄连6g，升麻10g，防风10g，生地黄12g，牡丹皮10g，大黄10g，芒硝10g，蒲公英15g，紫花地丁15g，金银花15g，夏枯草10g，生石膏15g，栀子10g，甘草6g。5剂，日1剂，水煎服。

5月17日二诊：服药后局部肿痛明显减轻，大便通畅，原方去大黄、芒硝、生石膏、栀子，加石斛10g，土茯苓15g。继服5剂而愈。

案3　肝经实火之智齿冠周炎

患者王某，男，46岁，农民。2002年8月6日初诊。

诉左下后牙牙龈肿痛反复发作多次，最近几天熬夜后又发作。全身伴发热恶寒，头晕耳鸣，口苦咽干，小便黄，大便不爽。患者性格急躁，容易激动。检查见左下智齿前倾阻生，周围软组织红肿，触痛明显，盲袋少许溢脓，舌红，苔黄，脉弦数。

诊断：智齿冠周炎。

辨证：肝经实火。

治则：清肝泻火，消肿止痛。

方选龙胆泻肝汤加减：龙胆草10g，栀子10g，黄芩10g，车前草10g，牡丹皮10g，柴胡10g，生地黄15g，天花粉10g，金银花15g，白芷10g，蒲公英10g，防风10g，淡竹叶10g，甘草6g。5剂，日1剂，水煎服。

8月12日二诊：药后肿痛减轻，已不发热、口苦。原方去龙胆草、栀子。继服3剂而愈。

【心得体会】

智齿冠周炎的发生无外乎内、外因素夹攻所导致。患者平素体弱，抵抗力较差，遇外感风热，或脾胃素有积热，或平素肝胆火旺，外热引动内火，循经上扰，聚集于牙龈，导致局部气血壅滞，热盛化腐，形成尽牙处痛肿。治宜疏风清热，清泻胃肠和清肝泻火。方用银翘散或清胃散或龙胆泻肝汤加减，常收到好的治疗效果。

本病的治疗，应采用局部与全身治疗相结合、内治与外治相结合的原则，除口服中药外，应重视局部用药。可用野菊花、金银花、黄芩、淡竹叶、薄荷、甘草各适量煎水含漱；或冰硼散或六神丸（研末）吹入局部；或3%过氧化氢液漱口或局部冲洗。肿胀甚者，选用如意金黄散和茶水调匀外敷患处等。这些方法皆有清热解毒，消肿止痛之功效。如果局部炎症和全身反应重者，还应给予有效足量的抗生素口服或静脉滴注；脓肿已经形成者，应行切开引流。

对于智齿位置较正，有足够的萌出位置，有对𬌗牙者，待急性炎症消退后或脓肿切开治愈后，可行龈瓣切除术。若施行龈瓣切除术不能消除盲袋或位置不正者，应尽早拔除病灶牙。

（二）颌面部疖痈

颌面部疖痈是皮肤毛囊及皮脂腺周围组织的一种急性化脓性感染。发生在一个毛囊及所属皮脂腺者称疖，相邻多个毛囊及皮脂腺累及者称痈。多为金黄色葡萄球菌感染。当疖痈发生在颌面部的"危险三角区"内时，如处理不当，易引起海绵窦血栓性静脉炎、脑膜炎、脑脓肿等并发症。多发于暑热天，故称"暑疖""热疖"。本病属中医学"疖""痈""疔疮"等范畴。

【病因病机】

多因天气闷热，汗泄不畅，复感暑热之邪，蕴郁肌肤；或恣食辛辣刺激食品，膏粱厚味，脏腑蕴热，火热上逆，熏蒸头面；或昆虫叮咬，或拔胡须等外伤染毒所致。

【辨证要点】

1. 初期

颌面部皮肤上发生如粟粒大小脓头，或痒或麻，周围红肿坚硬，范围在2mm×2mm左右。伴发热恶寒，或全身症状不明显。舌质淡，苔薄白或薄黄，脉浮数。

2. 中期

起病4~6日，肿势逐渐扩大，周围红肿明显，疼痛加剧，按之中软应指。伴发热口渴，便干尿黄，舌质红，苔黄腻，脉洪数。

3. 后期

起病 6 日肿势局限，脓头破溃，脓液及脓栓随之流出，肿消痛止，发热渐退。舌质淡，苔薄黄，脉数。

【病案举例】

案 1　暑热蕴结之疖

石某，女，21 岁，学生。2019 年 7 月 4 日初诊。

诉 4 天前上唇出现一个小硬结，后逐渐红肿，疼痛，自用红霉素眼膏外用，效果一般。询问病史，以往额头、面颊部亦有此种病证，均自行挑破后愈合，因担心上唇处自行挑破会引起感染特来诊。检查：右上唇峰处红肿，中央见一红色丘疹，丘疹中心见一淡黄色脓点，触之疼痛。舌淡，苔薄黄，脉浮数。

诊断：疖。

辨证：暑热蕴结。

治则：清热解毒，散结消肿。

方选五味消毒饮加减：金银花 15g，野菊花 15g，紫花地丁 15g，蒲公英 10g，连翘 10g，黄芩 10g，牡丹皮 10g，薄荷 5g（后下），牛蒡子 10g，防风 10g，甘草 5g。5 剂，日 1 剂，水煎服。局部如意金黄散茶调外敷。

7 月 10 日二诊：经治上唇肿胀渐消，疼痛明显减轻，守原方 3 剂而愈。

案 2　暑热火毒之痈

周某，男，24 岁，工人。2017 年 8 月 30 日初诊。

诉 5 日前下巴长两个小红点，触摸较硬，轻微疼痛，未予治疗，近两天患处肿势逐渐扩大，局部灼热，疼痛加剧而来诊。检查：患者颏部见一红色斑丘疹，约 2cm×1.5cm，稍隆起，中央见 3 处较突出，突出尖端见小脓点，局部皮温增高，触痛明显，颏下淋巴结肿大。血常规：白细胞及中性粒细胞计数均增高。伴口渴喜冷饮，大便干结，小便黄，舌质红，苔黄，脉数有力。

诊断：痈。

辨证：暑热火毒。

治则：清热解毒，活血消肿。

方选仙方活命饮加减：当归 10g，赤芍 10g，白芷 10g，浙贝母 10g，皂角刺10g，制乳香10g，制没药10g，金银花15g，蒲公英10g，连翘10g，黄芩10g，栀子10g，天花粉15g，防风10g，甘草5g。5剂，日1剂，水煎服。局部盐水湿敷。

9月4日二诊：经治颈部肿痛减轻，中央现3个脓栓，原方去制乳香、制没药，加白术10g，生黄芪20g。5剂，日1剂，水煎服。用消毒镊子夹出脓栓涂以碘酊。

9月11日三诊：经治肿痛消退，脓栓口趋愈。

【心得体会】

本病多发于夏至之后、立秋之前的暑热季节，为暑邪侵袭所致。其治疗初期宜清热解毒，散结消肿，方选五味消毒饮加减；中期宜活血散结，清热解毒，方选仙方活命饮加减；后期宜调补气血，扶正祛邪，方选八珍汤加减。及时、正确治疗，预后良好。

局部治疗，初期禁热敷。可涂布碘酊，或高渗盐水，或选用大黄、虎杖、蒲公英、紫花地丁各适量，煎水，湿敷；或如意金黄散茶调外敷，以促消红退肿。脓栓出现时，用消毒镊子夹出。发生在"危险三角区"的疖痈，切忌碰撞、挤压，以防感染扩散。

本病失治、误治，可引起局部蜂窝组织炎、海绵窦血栓性静脉炎、脑膜脑炎或脑脓肿等"走黄"危症，乃至死亡。

（三）面颈部化脓性淋巴结炎

本病是指口腔颌面部及牙源性感染导致面颈部淋巴结的化脓性炎症。好发于儿童，多有颌面部或牙感染病史。临床表现为局部淋巴结肿大、压痛，可活动，界限清楚。急性期有明显的红、肿、热、痛表现；转入慢性期后，局部可触及一个或多个肿大的淋巴结，病情反复发作或迁延不愈。本病属中医学"夹喉痈""痰毒""颈痈"范畴。

【病因病机】

1. 风热痰凝

外感风热毒邪，内有湿痰互结，热毒夹湿痰结于少阳、阳明之路，气血瘀滞所致。

2. 热毒炽盛

邪热入里，夹湿痰结聚经络，阻于颈部成核，引致本病。

【辨证要点】

1. 风热痰凝证

颈侧或颌下等处淋巴结肿痛，皮肤灼热，初起活动，逐渐漫肿坚实。伴发烧，恶寒，周身不适，头痛，咳嗽。舌质淡红，苔黄，脉浮数。

2. 热毒炽盛证

患处红、肿、热、痛，肿势漫延，疼痛加剧如鸡啄。伴高热口渴，小便黄赤，大便秘结。舌红，苔黄腻，脉弦数。

【病案举例】

案 1　风热痰毒之化脓性淋巴结炎

王某，女，10 岁，学生。2003 年 6 月 22 日初诊。

患儿两天前感冒后出现右侧颌下淋巴结肿痛，伴有头痛、发热、恶寒、周身不适、咳嗽痰多。当地卫生服务中心诊为感冒并淋巴结炎，予以抗感冒和抗生素治疗（具体药物不详），病情未见明显好转，遂来我科要求中医治疗。症见颌下淋巴结肿痛，伴有头痛、发热、恶寒、周身不适、咳嗽痰多。检查可触及右颌下多个肿大淋巴结，压痛，界限清楚，可活动，颈部皮肤稍有灼热，舌红，苔黄腻，脉浮数。

诊断：化脓性淋巴结炎。

辨证：风热痰毒。

治则：疏风清热，化痰消肿。

方选牛蒡解肌汤加减：牛蒡子 10g，薄荷 3g（后下），荆芥 10g，连翘 10g，牡丹皮 5g，石斛 6g，玄参 6g，夏枯草 6g，黄芩 5g，金银花 10g，甘草 3g。5 剂，日 1 剂，水煎服。

6 月 28 日二诊：服药后诸症减轻。原方加白术 6g，茯苓 6g。继服 3 剂而愈。

案 2　热毒蕴结之化脓性淋巴结炎

高某，男，22 岁，大学生。2009 年 7 月 2 日初诊。

患者诉前天晚上与同学消夜喝酒后，感觉左侧颌下区隐隐作痛，后逐渐加重，并出现发热等症，自服阿莫西林后未见缓解。今来我科求治。症见左颌下区肿痛，并伴有轻度头痛，发热（38.8℃），口渴，溲黄，便干。检查见左侧颌下区肿胀，皮肤发红，皮温升高，可触及多个肿大淋巴结，舌红，苔黄，脉弦数。

诊断：化脓性淋巴结炎。

辨证：热毒蕴结。

治则：清热解毒，托毒排脓。

方选凉膈散合五味消毒饮加减：金银花 15g，野菊花 15g，蒲公英 15g，大黄 10g，芒硝 10g，栀子 10g，生石膏 15g，黄芩 10g，薄荷 10g（后下），淡竹叶 10g，连翘 10g，紫花地丁 10g，白术 10g，土茯苓 15g，甘草 6g。5 剂，日 1 剂，水煎服。

7 月 8 日二诊：服药 3 剂后诸症有所减轻；5 剂后头痛、发热、大便干诸症消失，但仍有肿痛、轻度口渴、小便稍黄。原方去大黄、生石膏、栀子、芒硝，加石斛 10g，玄参 10g，浙贝母 10g，夏枯草 10g。继服 3 剂而愈。

【心得体会】

面颈部化脓性淋巴结炎大多发生在颌面部感染，如牙龈炎、牙周炎、冠周炎、根尖周炎、颌骨骨髓炎、颌面部间隙感染等，或感冒后外感风热毒邪，或内有积热和痰湿，内外互结，聚于经络、阻于颈部而成。好发于儿童和青少年。临床表现为局部典型的红、肿、热、痛炎症症状，并可触及肿大的淋巴结。治疗上以疏风清热、解毒消肿、化痰散结为主。

本病局部可外敷如意金黄散，以清热解毒，消肿止痛。全身症状重者，选用足量、有效抗生素，并酌情补充必需的维生素及液体。

（四）面颈部结核性淋巴结炎

面颈部结核性淋巴结炎是指面颈部淋巴结感染结核杆菌引起的一种特异性感染性炎症。好发于儿童及青少年，多有全身结核杆菌感染病史。局部症状多不明显，一般可见病变区多个肿大淋巴结，无明显压痛，脓肿形成后，扪之有波动感，皮肤无红肿热痛，形成冷脓肿，破溃后，皮肤可见瘘口。全身症状多不明显，有时可见低热、盗汗或疲倦等体质虚弱表现。本病属中医学"瘰疬"范畴。

【病因病机】

本病多因脾虚失运，生湿生痰，痰湿蕴结，毒邪流注；或正气亏虚，抗病力弱，痨虫乘虚入侵，经血脉流注，结于颈部。

【辨证要点】

1. 初期

可见单个或多个硬结，按之坚实，推之可动，不热不痛，皮色不变。舌苔白，脉弦。

2. 中期

硬结逐渐增大并与周围组织粘连，推之不移，或液化成脓，皮色暗红。全身伴有低热，盗汗。舌红，脉数。

3. 后期

局部破溃，脓水清稀，久则成瘘，经久不愈。伴低热盗汗，乏力纳差。舌质红，脉细数。

【病案举例】

气结痰凝之结核性淋巴结炎

陈某，女，15 岁，学生。1998 年 4 月 20 日初诊。

家长代诉发现颈部多个硬结，按之坚实，可活动，不热不痛，在西医院诊断为"颈部淋巴结核"。患者父母因考虑抗结核治疗副反应大，遂来我科求中医诊治。检查见颈部可触及多个肿大淋巴结，按之坚实，可活动，无压痛及红肿，皮色不变。伴体倦，乏力，纳差，少言。舌淡，苔白，脉弦。

诊断：结核性淋巴结炎。

辨证：气结痰凝。

治则：疏肝解郁，理气散结。

方选贝母瓜蒌散加减：贝母 10g，瓜蒌 10g，天花粉 10g，郁金 10g，柴胡 10g，茯苓 10g，橘红 10g，桔梗 10g，夏枯草 10g，煅牡蛎 10g（先煎），昆布 10g，海藻 10g。10 剂，日 1 剂，水煎服。

4 月 30 日二诊：服药后肿大之淋巴结明显缩小，但仍见体倦，乏力，纳差。原方加黄芪 10g，党参 10g，白术 10g。10 剂，日 1 剂，水煎服。

5 月 11 日三诊：服药 20 剂后，颈部肿大之淋巴结基本消散，全身症状明显改善，原方去瓜蒌、昆布、海藻，加麦冬 10g，甘草 5g。再进 20 剂，日 1 剂，水煎服。

半年后随访，病情稳定。

【心得体会】

面颈部结核性淋巴结炎乃结核杆菌感染所引起的特异性炎症,较轻者仅有淋巴结肿大而无明显全身症状,临床以触及颈部多个无痛性淋巴结为主要表现,确诊以结核菌素试验阳性为准。中医学认为,情志不舒,肝郁犯脾导致肝郁脾虚,水湿不运,湿聚成痰,痰湿随气机上升,郁结于颈部所致。故治疗上以疏肝解郁、理气散结为主,辅以健脾化湿之品。对于临床症状较重,全身表现明显者,须结合使用抗结核治疗。

本案中柴胡疏肝解郁;贝母、瓜蒌、天花粉化湿祛痰;茯苓健脾渗湿;橘红、桔梗理气化痰;夏枯草、牡蛎、昆布、海藻化痰散结。诸药合用,共奏疏肝解郁、理气散结之功。

(五) 流行性腮腺炎

流行性腮腺炎是指感染腮腺炎病毒引起的一种急性呼吸道传染病。主要通过飞沫传播。好发于儿童和青少年,以 2 ~ 14 岁之间最为常见,两岁以下的婴幼儿极少发生。有明显的接触史,全年均可发病,但以冬、春两季易于流行。以发热、头痛、腮腺肿大为特征。腮腺炎病毒除侵犯腮腺外,尚能引起脑膜脑炎、睾丸炎及卵巢炎等。感染本病后可获终生免疫。本病属中医学"痄腮""蛤蟆瘟""大头瘟""大头风""温毒发颐""时毒"等。

【病因病机】

1. 外感风温

小儿为纯阳稚阴之体,时邪病毒从口鼻而入,壅阻足少阳经脉。邪入少阳,经脉壅滞,气血运行受阻,凝滞于耳下腮部而致。

2. 热毒壅盛

饮食不节,或嗜食膏粱辛辣刺激之品,脾胃受损,湿热内生。复感时令邪毒,外邪引动内热,结聚少阳经脉不散,以致热毒炽盛。若受邪较重,邪毒内传,引睾窜腹,可并发腹痛,睾丸肿痛等变证。

【辨证要点】

1. 外感风温证

一侧或两侧腮部漫肿疼痛,咀嚼不便,或伴发热,头痛,咽痛,不思饮食。舌质红、苔薄白或薄黄,脉浮数。

2. 热毒壅盛证

一侧或双侧腮部肿痛剧烈，坚硬拒按，张口咀嚼困难。全身壮热寒战，头晕头痛，或伴烦躁不安，口干，咽痛，纳少，尿赤便秘，舌质红，苔黄，脉滑数。

【病案举例】

案1　外感风温之流行性腮腺炎

孙某，男，5 岁，学生。1996 年 5 月 9 日初诊。

患儿前天从幼儿园回家后说左耳前区轻微疼痛，父母忙于工作，未予重视。昨天下午开始双侧耳前均有疼痛，至晚上发热，体温达 38℃，自用退热药美林，症状稍有好转，到今晨又发热，遂今来我科求治。症见双侧耳前区肿痛，伴有头痛、发热、咽痛、周身不适、不思饮食。检查双侧腮部漫肿压痛，皮色正常，皮温不高，体温 38.2℃。舌红，苔薄黄，脉浮数。

诊断：流行性腮腺炎。

辨证：外感风温。

治则：疏风清热，散结消肿。

方选银翘散加减：生石膏 10g，金银花 10g，板蓝根 10g，大青叶 5g，牛蒡子 10g，薄荷 3g（后下），荆芥 10g，连翘 10g，桔梗 5g，淡竹叶 3g，芦根 10g，土茯苓 10g，甘草 3g。5 剂，日 1 剂，水煎服。

5 月 15 日二诊：药后耳前区肿痛、头痛、咽痛诸症减轻，体温正常。原方去生石膏、土茯苓，加山药 5g，白术 5g。继服 5 剂而愈。

案2　热毒壅盛之流行性腮腺炎

陈某，男，12 岁，学生。1999 年 3 月 20 日初诊。

患者前天开始左侧腮部隐隐作痛，昨天症状加重，双侧腮部肿痛剧烈，拒按，张口咀嚼困难，并伴有发热、咽痛、口干等症。自服蒲地蓝及板蓝根等药后未见缓解，今来我科求治。症见双侧腮部肿痛，拒按，张口咀嚼困难，伴发热寒战（38.8℃）、咽痛、头痛，口干口渴，纳少，尿赤便秘。检查见双侧腮部肿大，压痛明显，皮肤紧张发红，皮温升高，舌红，苔黄，脉滑数。

诊断：流行性腮腺炎。

辨证：热毒壅盛。

治则：清热解毒，软坚散结。

方选普济消毒饮加减：黄芩 10g，陈皮 5g，柴胡 5g，桔梗 5g，连翘 10g，牡丹皮 5g，板蓝根 10g，马勃 5g，牛蒡子 10g，薄荷 3g（后下），僵蚕 3g，大青叶 10g，生石膏 10g，知母 6g，大黄 4g，甘草 3g。5 剂，日 1 剂，水煎服。同时如意金黄散局部外敷。

3 月 25 日二诊：服药后发热、咽痛、头痛明显减轻，局部仍肿痛。守原方 5 剂，日 1 剂，水煎服。

4 月 1 日三诊：服药后局部肿胀消退，仍有轻微触痛。原方去生石膏、大黄，加白术 5g，茯苓 10g。继服 5 剂而愈。

【心得体会】

流行性腮腺炎是由腮腺炎病毒引起的一种急性呼吸道传染病，好发人群以儿童和青少年多见，多有接触史和群发性。因此，本病流行期间应少去公共场所，对有接触史的可疑患者，应进行隔离观察，并口服板蓝根冲剂。临床以耳垂为中心双侧腮腺同时或先后弥漫肿大，应与化脓性腮腺炎区别。本病乃外感时邪或饮食不节，素有内热，外邪引动内热，内外相搏，少阳不利，气血壅滞于腮部而发病，治疗上应分清主次，外感风温为主者，宜疏风清热，散结消肿，方用银翘散加减为主；热毒壅盛为主者，宜清热解毒，软坚散结，方用普济消毒饮加减治疗。对于病情较重或有并发症时，应给予抗生素和激素治疗，控制感染，减轻全身症状。

临床治疗本病须结合外敷药。如将如意金黄散以醋或水调匀，外敷患处，每日 2 次；或仙人掌去刺洗净后捣烂如泥外敷患处，每次 2 次，以助局部肿胀消退。

（六）干槽症

干槽症是指拔牙后拔牙创面感染细菌所引起的一种局限性颌骨骨髓炎。症状为拔牙后 2~3 天有自发性剧痛，检查可发现牙槽窝内无正常血凝块充盈，或窝内空虚骨质外露，有污秽腐臭，触痛明显。本病病程较长，一般延续 10~15 天。因此，为了预防干槽症的发生，在拔牙过程中应尽量减少创伤，拔牙后应尽量缩小拔牙创口，应压迫颊、舌侧骨板，使之复位以缩小创口，并应拉拢缝合牙龈，缝合不可过紧过密，以防术后肿胀。拔牙前后可使用抗生素，以预防感染。属中医学"骨槽风"范畴。

【病因病机】

患者拔牙后，正气内虚尚未恢复，复感风热毒邪，积聚于患处，风火搏结，气血郁遏，化热化火，腐蚀肌骨而成本病。

【辨证要点】

患处肿痛，或伴有头痛、发热、畏寒、口渴、不欲饮食、体温升高。检查可见患处压痛，张口受限，创口牙龈红肿，流脓，伤口有臭味。舌红、苔黄、脉滑数。

【病案举例】

风热蕴结之干槽症

甘某，男，30岁，工人。2009年4月21日初诊。

患者4天前在私人口腔诊所拔除右下颌阻生智齿，伤口一直肿胀疼痛，不见症状减轻，尤从昨天开始，伤口疼痛加剧，痛连腮颊，并伴有发热畏寒，口渴，头痛，纳呆。自服阿莫西林等消炎药未见好转，故今来我科治疗。症见右侧腮颊部肿痛，伴有头痛、发热、口渴、纳呆。检查可见患者痛苦面容，右侧腮颊部红肿压痛，皮色稍红，皮温稍高，张口受限，患处创口牙龈红肿，流脓，伤口有臭味，体温38.7℃。舌红，苔黄厚，脉滑数。

诊断：干槽症。

辨证：风热蕴结。

治则：疏风清热、消肿排脓。

方选托里消毒饮加味：金银花15g，白芷10g，连翘10g，荆芥10g，防风10g，生石膏20g，藿香10g，黄芪20g，桔梗10g，皂角刺10g，土茯苓15g，制乳香10g，制没药10g，甘草6g。5剂，日1剂，水煎服。同时清理局部骨创。

4月26日二诊：服药3剂后全身头痛、发热及局部肿痛明显减轻，5剂后基本好转。原方去生石膏、皂角刺、制乳香、制没药，加蒲公英10g，牡丹皮10g，5剂而愈。

【心得体会】

干槽症是拔牙后创口感染所引起的一种并发症，一般在患者拔牙后2~3天出现，临床以伤口剧烈疼痛、伤口有臭味为主要特征。属中医学"骨槽风"的范畴。本案系风热蕴结所致，治疗宜疏风清热，消肿止痛排脓，方用托里消毒饮加味。同时，应对拔牙骨创进行清理，挖除变色血凝块至局部有鲜血流出为止。

临床在口服中药的同时，可选用金银花、黄芩、淡竹叶、薄荷、藿香、甘草各适量煎水含漱；腮颊肿胀者，可选用如意金黄散外敷；肿消脓尽时，则以养阴生肌类中药收口。

四、颌面部神经疾病

（一）面肌痉挛

面肌痉挛亦称为面肌抽搐症或半面痉挛，为阵发性不规则半侧面部肌肉的不自主抽搐或痉挛。本病发病初期多始于眼部，随后逐渐扩展至口周，直至半侧面部受累，多发生于一侧面部，偶可累及双侧。多中年后发病，没有明显的性别差异。面肌痉挛为西医学病名，古代中医典籍中虽无"面肌痉挛"病名，但从临床症状看，其散见于"瘛疭""筋惕肉𥆧""眼睑𥆧动""胞轮振跳""风证""口僻""面风""振掉"等病证中。

【病因病机】

1. 风痰阻络

平素饮食不节，或过食肥甘厚味，脾失健运，湿聚成痰，痰湿积聚，蕴热生风，风痰相搏，上扰头面而致颜面抽搐。

2. 气血两虚

脾胃虚弱，气血生化无源，或素体气血不足，而致气血两虚，筋脉肌肉失却荣养，颜面肌肉抽搐。

3. 肝风内动

久病大病之后，耗伤肾阴，致水不涵木，肝阳偏亢，肝风内动；或情志不舒，肝气郁结，郁而化火，火灼肝阴而致筋脉失养，肝风上扰面部脉络，导致面肌抽搐。

【辨证要点】

1. 风痰阻络证

发病较急，进展较快，半侧面肌抽搐，时轻时重，可伴有面肌麻木感，或虫爬感，亦可有口眼㖞斜症状，胸脘痞满，呕恶眩晕，口干不欲饮，舌体胖有齿痕。舌苔滑腻，脉弦滑。

2. 气血两虚证

病情进展缓慢，病程较长，面肌抽搐，或有口眼㖞斜症状。面色无华，头晕目眩，神疲乏力，失眠多梦。舌质淡，舌苔薄白或少苔，脉细无力。

3. 肝风内动证

半侧面肌抽搐，时间长短不等，面部麻木。眩晕耳鸣，腰膝酸软，小便短黄，大便干结。舌红，少苔，脉数。

【病案举例】

案 1　风痰阻络之面肌痉挛

曾某，男，56 岁，农民。2000 年 11 月 11 日初诊。

诉左侧面部抽搐、口眼㖞斜 4 日，伴麻木感，胸闷痞满，口干，眩晕。检查：左眼下眼睑痉挛，闭眼眼球向外上方运动，口角㖞斜，舌体胖，双舌缘齿痕明显，舌淡红，苔滑腻，脉弦滑。

诊断：面肌痉挛。

辨证：风痰阻络。

治则：疏风通络，豁痰止痉。

方选二陈汤合六君子汤加减：法半夏 10g，陈皮 10g，茯苓 10g，甘草 5g，胆南星 10g，白术 10g，黄芩 10g，浙贝母 10g，丹皮 10g，蝉蜕 5g，天麻 10g。10 剂，日 1 剂，水煎服。

11 月 22 日二诊：服药后左面部抽搐、麻木感减轻，闭眼正常，眩晕、口干症状好转。原方去黄芩，加钩藤 10g，防风 10g。10 剂，日 1 剂，水煎服。

12 月 2 日三诊：服药后左侧面部已无抽搐。原方增损，继服。

观察 1 年，病情稳定。

案 2　气血两虚之面肌痉挛

黄某，女，72 岁，农民。1997 年 3 月 5 日初诊。

诉右侧口角抽搐 3 年，近两个月来加重，并出现口眼㖞斜。常有头晕乏力、失眠多梦等症状。检查：面色无华，右口角抽搐，右眼睁眼困难。舌质淡，少苔，脉细弱。

诊断：面肌痉挛。

辨证：气血两虚。

治则：补益气血，通经活络。

方选八珍汤加减：党参10g，白术10g，茯苓10g，当归10g，川芎10g，白芍10g，熟地黄10g，甘草5g，防风10g，煅龙骨20g（先煎），珍珠母10g（先煎），天麻10g，地龙10g。10剂，日1剂，水煎服。

3月15日二诊：药后口眼㖞斜好转，右侧口角抽搐减轻，夜寐安，无头晕。原方去煅龙骨，加石斛10g，麦冬10g。10剂，日1剂，水煎服。

3月26日三诊：服药后面部抽搐明显好转，已能正常睁眼。原方增损，10剂，日1剂，水煎服。

观察1年，病情稳定。

案3　肝风内动之面肌痉挛

夏某，女，49岁，工人。1996年10月9日初诊。

诉左面部抽搐4个月，近1周症状加重，并出现麻木感。患者平时性格急躁，脾气较大。头晕耳鸣，胁肋胀满，小便黄，大便干燥。检查：左侧颜面部抽搐，触左颊有麻木感，舌质红，少苔，脉数。

诊断：面肌痉挛。

辨证：肝风内动。

治则：滋补肝肾，息风通络。

方选左归饮合牵正散加减：熟地黄10g，山药10g，枸杞子10g，炙甘草10g，茯苓10g，山茱萸10g，白附子10g（先煎），僵蚕10g，全蝎3g，柴胡10g，白芍15g，当归20g，赤芍10g，瓜蒌仁10g。10剂，日1剂，水煎服。

10月19日二诊：药后面部麻木感消失，仍有抽搐。原方去白附子、瓜蒌仁，加地龙10g，防风10g。10剂，日1剂，水煎服。

10月30日三诊：药后偶尔抽搐，原方增损，10剂，日1剂，水煎服。

观察半年，病情稳定。

【心得体会】

《素问·至真要大论》曰："诸风掉眩，皆属于肝。"说明风旺则动，与肝经密切相关。《证治准绳》谓："颤，摇也，振，动也，筋脉约束不住，而莫能任持，风之象也。"其症状表现为风邪所致。另外，发汗过度，失血过多，大病久病之后，气血津液损伤，致不能荣养筋脉肌肤，因虚而引起抽搐者。治疗肝风内动者，需滋养肝肾，息风通络，方选左归饮合牵正散加味；风痰阻络者，则疏风通络，豁痰止痉，方选二陈汤合六君子汤加味；气血不能荣养筋脉时，可行补气益血，使气血得以生化，以上能荣颜面，下能濡养肝肾，方选八珍汤加味。

另外，针刺疗法是本病常用治疗方法，实践证明有较好的效果，可以选用。

（二）面神经麻痹

面神经麻痹（facial paralysis）是部分或完全丧失面神经功能，主要表现为面部表情肌群运动功能障碍。根据引起面神经麻痹的损害部位不同，分为中枢型面神经麻痹和周围型面神经麻痹两种。临床特点为急性起病，一侧面部表情肌瘫痪，额纹消失，鼻唇沟变浅，不能完成皱额蹙眉，眼睑不能闭合或闭合不全等。部分患者在起病前有患侧耳后疼痛或压痛等先兆症状。据统计，本病患病率约为 425.7/10 万。本病相当于中医学的"面瘫"，属于"口僻""口眼㖞斜"等范畴。

【病因病机】

1. 风寒侵袭

正气不足，脉络空虚，卫外不固，风寒之邪侵袭面部经络，致经络阻滞，筋脉拘急，口眼㖞斜。

2. 气血亏虚

素体脾胃虚弱，气血生化无源，或平素气血亏损，导致筋脉失养，肌肉纵缓不收，因而出现口眼㖞斜。

3. 风痰阻络

素体气虚，伏有痰饮，或气机不畅，痰浊内聚，外遇风邪，风痰互结，上扰头面脉络，筋脉不利而致面瘫。

【辨证要点】

1. 风寒侵袭证

突发口眼㖞斜，患侧面部肌肤发紧而痛。恶风畏寒，头痛，肌肉关节酸痛。舌质淡或淡红，舌苔薄白，脉浮紧。

2. 气血亏虚证

口眼㖞斜，面色萎黄，神疲乏力，纳呆。舌质淡，苔薄白，脉细弱。

3. 风痰阻络证

突发口眼㖞斜，头晕身重，胸脘满闷，咳吐痰涎。舌体淡胖，舌苔白腻或黄腻，脉弦滑或弦缓。

【病案举例】

案 1　风寒侵袭之面神经麻痹

李某，女，54 岁，工人。2008 年 3 月 29 日初诊。

诉 3 天前感冒后，突发左侧面部不能运动，今晨起左侧睁眼困难，左侧不能鼓漱，伴头痛，畏寒，四肢酸痛。检查：左侧不能抬眉、睁眼困难，左侧鼓腮困难、鼻唇沟变浅。味觉正常，舌淡红，苔薄白，脉浮紧。

诊断：面神经麻痹。

辨证：风寒侵袭。

治则：疏风散寒，温经通络。

方选桂枝汤合牵正散加减：桂枝 10g，白芍 10g，甘草 5g，葛根 15g，麻黄 5g，防风 10g，生姜 10g，大枣 3 颗，白附子 10g（先煎），僵蚕 10g，丹皮 10g，全蝎 3g。10 剂，日 1 剂，水煎服。

4 月 9 日二诊：服药后面颊部运动部分恢复，四肢酸痛好转。原方去全蝎、白附子、麻黄，加天麻 10g，钩藤 10g。10 剂，日 1 剂，水煎服。

4 月 21 日三诊：服药后面颊部运动基本恢复正常，原方增损，10 剂，日 1 剂，水煎服。

观察半年，病情稳定。

案 2　气血亏虚之面神经麻痹

邓某，女，48 岁，自由职业。2007 年 8 月 25 日初诊。

诉右侧面部不能运动 2 天，伴神疲乏力，食欲减弱。检查：患者面色萎黄，神色疲倦，右侧鼓腮无力，闭眼右眼球向外上方运动，抬眉运动可。舌质淡，苔薄，脉细弱。

诊断：面神经麻痹。

辨证：气血亏虚。

治则：补益气血，舒筋活络。

方选八珍汤加减：党参 10g，白术 10g，茯苓 10g，当归 10g，川芎 10g，白芍 15g，熟地黄 10g，僵蚕 10g，红花 10g，生地黄 20g，鸡内金

10g，炒麦芽 10g，防风 10g，甘草 5g。10 剂，日 1 剂，水煎服。

9 月 7 日二诊：服药后面部运动部分恢复，食欲、乏力好转。守原方 10 剂，日 1 剂，水煎服。

9 月 17 日三诊：服药后面部运动基本恢复。原方增损，10 剂，日 1 剂，水煎服。

观察 1 年，病情稳定。

案 3　风痰阻络之面神经麻痹

李某，男，39 岁，自由职业。2010 年 12 月 3 日初诊。

诉口眼㖞斜 3 日。有头晕身重感，伴胸闷、咳痰。检查：左侧额纹消失，抬眉困难，睁眼困难，左侧鼓腮无力。舌体胖大，舌质淡，苔白腻，脉缓。

诊断：面神经麻痹。

辨证：风痰阻络。

治则：祛风化痰，通经活络。

方选导痰汤合牵正散加减：法半夏 10g，胆南星 10g，枳实 10g，荆芥 10g，防风 10g，茯苓 10g，甘草 5g，生姜 10g，白附子 10g（先煎），僵蚕 10g，丹皮 10g，全蝎 3g。10 剂，日 1 剂，水煎服。

12 月 15 日二诊：服药后口眼㖞斜好转，胸闷咳痰减轻。原方去白附子、全蝎，加天麻 10g，浙贝母 10g。10 剂，日 1 剂，水煎服。

12 月 25 日三诊：服药后症状基本消除，已不见明显㖞斜。原方增损，10 剂，日 1 剂，水煎服。

观察半年，病情稳定。

【心得体会】

《诸病源候论》谓："风邪入于足阳明、手阳明之经，遇寒则筋急引颊，故使口㖞僻，言语不正，而目不能平视。"说明风邪入侵是本病主要病因，亦是临床最常见的表现。如因素体伏有痰饮，风邪则挟痰上扰，窜扰经络，致脉络壅滞而引起口眼㖞斜。另有因阴血不能荣养面部肌肉经脉者。《类证治裁》认为本病发生与"血液衰涸，不能荣润筋脉"有关。本病病因复杂，临床上应细细辨证，分别采用疏风散寒，温经通络；补益气血，舒筋活络；祛风化痰，通经活络等方法治疗之。

另外，针刺疗法对本病有较好效果，可以选用。

（三）三叉神经痛

三叉神经痛又称"痛性痉挛"，是指在三叉神经分布区域出现阵发性、针刺样、电击样剧烈疼痛，历时数秒至数分钟，疼痛呈周期性发作，间歇期无症状。《张氏医通》云："面痛……不能开口言语，手触之即痛"来描述三叉神经痛的疼痛程度。临床上通常将三叉神经痛分为原发性和继发性两种。原发性三叉神经痛系指无明确原因，无神经损害的阳性体征者；继发性三叉神经痛是指由于机体的其他病变压迫或侵犯三叉神经所致。常见于 50 岁左右的女性，男女比例为 1∶3。据文献报道，其患病率为 182/10 万人，年发病率为 4.7/10 万人。中医虽然没有三叉神经痛病名的记载，但对此病症状表现的认识却由来已久。古籍中"面痛""齿唇寒痛""头风"等名称均是对本病的描述。由于发作多为单侧，故又称"偏头风"。因其发作急速疼痛剧烈，故又称"首风"。

【病因病机】

1. 寒凝经脉

头面为诸阳之会，阳明脉虚，寒邪得以侵袭，积久不散，阻于经脉，致气血凝滞，不通则痛。

2. 肝经实火

情志不舒，肝失条达，肝气郁结，日久化火；或郁怒伤肝，肝阳上亢，肝经实火循经上扰清空，出现面痛。

3. 肝肾阴虚

年老体弱，或大病久病之后，或劳累过度，肾阴亏损。肝肾同源，肾阴虚可引起肝阴虚。肝肾阴虚，不能制约肝阳，阳亢于上而致面痛。

【辨证要点】

1. 寒凝经脉证

面颊疼痛，痛如闪电，痛后又如常人。遇寒则痛增，得热则痛减。畏寒，肢冷，面色苍白。舌淡或淡红，苔薄白，脉浮紧。

2. 肝经实火证

头面疼痛剧烈，面部灼热，情绪波动或发怒时易诱发疼痛。头晕目眩，急躁易怒，面红目赤，口苦咽干。舌红，苔薄黄，脉弦数。

3. 肝肾阴虚证

面颊疼痛，痛时患侧面部抽搐、痉挛，病程较长。眩晕，耳鸣，心烦少寐，腰膝酸软，口干咽燥。舌红，少苔，脉弦细。

【病案举例】

案1　寒凝经脉之三叉神经痛

张某，女，50岁，退休职工。1997年1月8日初诊。

诉右侧面颊部疼痛1月余，疼痛似电击样，疼痛难忍，每次持续时间较短，每日发作数次，遇冷加重，得温稍减。常因外出冷风吹拂而诱发。伴四肢冰冷，畏寒。检查：面色稍发白，两颊黏膜质软湿润，触诊未及明显异常，扣诊未见疼痛，舌活动良好。舌淡，苔薄白，脉浮紧。

诊断：三叉神经痛。

辨证：寒凝经脉。

治则：祛风散寒，通络止痛。

方选川芎茶调散加减：川芎10g，荆芥10g，白芷10g，羌活10g，甘草5g，细辛3g，牡丹皮10g，防风10g，薄荷5g（后下），地龙10g，熟附片10g（先煎）。10剂，日1剂，水煎服。

1月18日二诊：药后症状有所好转，疼痛次数减少，已不恶风畏寒。原方去地龙、熟附片，加钩藤10g，全蝎3g，白芍15g。10剂，日1剂，水煎服。

1月29日三诊：药后偶尔疼痛，原方增损，10剂，日1剂，水煎服。

观察1年，病情稳定。

案2　肝经实火之三叉神经痛

刘某，女，64岁，退休教师。2001年5月23日初诊。

诉左面颊部阵发疼痛半年余，放射至头部，伴头晕、口苦、口干，时觉面部发热，心烦易怒，大便干燥。检查：面色潮红，双颊黏膜稍干燥，软腭稍充血。口腔黏膜未触及明显异常。舌质红，苔薄黄，脉弦数。

诊断：三叉神经痛。

辨证：肝经实火。

治则：清肝泻火，通络止痛。

方选龙胆泻肝汤加减：龙胆草10g，栀子10g，黄芩10g，泽泻10g，木通10g，车前子10g，当归10g，赤芍10g，淡竹叶5g，柴胡10g，生地黄 15g，生甘草 5g，郁金 10g，黄柏 10g，黄连 5g。10 剂，日 1 剂，水煎服。

6 月 1 日二诊：服药后发作次数减少，口苦口干心烦症状好转，大便通畅。原方去龙胆草、黄连，加白芍 15g，知母 10g。10 剂，日 1 剂，水煎服。

6 月 11 日三诊：服药后偶见面颊疼痛。原方增损，10 剂，日 1 剂，水煎服。

观察 1 年，病情稳定。

案 3　肝肾阴虚之三叉神经痛

患者，宋某，男，52 岁，农民。1996 年 8 月 7 日初诊。

诉左面颊部抽搐 1 年余，近半月出现短时间的剧烈疼痛。伴有口干、耳鸣，心烦，睡眠欠佳。检查：左颊抽搐，触诊未见异常，扪之引起剧烈疼痛，持续时间短，双颊质软湿润，双侧唾液腺被动排唾减弱。舌质红，少苔，脉弦细。

诊断：三叉神经痛。

辨证：肝肾阴虚。

治则：补益肝肾，通络止痛。

方选杞菊地黄丸加减：熟地黄 10g，山茱萸 10g，山药 10g，茯苓 10g，泽泻 10g，牡丹皮 10g，枸杞子 10g，菊花 10g，防风 10g，地龙 10g，僵蚕 10g，酸枣仁 10g。10 剂，日 1 剂，水煎服。

8 月 17 日二诊：服药后面部抽搐减轻，偶见疼痛。耳鸣、口干、心烦、睡眠好转。原方加珍珠母 10g（先煎），灵芝 10g，白芍 15g。10 剂，日 1 剂，水煎服。

8 月 29 日三诊：服药后偶见面部抽搐，未见疼痛。原方增损，10 剂，日 1 剂，水煎服。

观察 1 年，病情稳定。

【心得体会】

面痛发生多与寒邪侵袭、肝阳上亢、肝肾阴虚等因素有关。《难经六十难》云："手三阳之脉受风寒伏留而不去者，则名厥头痛。"外感寒邪，寒凝经脉，引起头面痛。《证治准绳》谓："面痛皆属火，盖诸阳之会皆上于面，暴病多实，久病多虚。"提示面痛与火邪有关。治疗从祛风散寒；清肝泻火；补益肝肾入手，兼顾通络止痛。选用川芎茶调散加味，可加入地龙、全蝎通经活络止痛；遇寒痛甚，加熟附片、麻黄。龙胆泻肝汤加味，若面赤、烦躁，加郁金、黄柏；大便秘结，加大黄、芒硝（冲服）。杞菊地黄丸加味，若有烦热盗汗，加知母、地骨皮、五味子；心悸、失眠，加酸枣仁、锻龙骨、珍珠母。

另外，针刺疗法对本病有较好的效果，可以应用。

五、颌面部损伤

（一）颌面部软组织损伤

口腔颌面部软组织损伤可分为闭合性损伤和开放性损伤。闭合性损伤包括擦伤、挫伤和蜇伤；开放性损伤包括刺伤、切割伤、撕裂伤和撕脱伤、挫裂伤、砍伤、咬伤、颜面部烧伤等。由于颜面部软组织血运丰富，皮下组织疏松，因此，外伤后出血较多，肿胀明显，裂口较大。

【病因病机】

口腔颌面部居人体暴露部位，在劳动生产、运动、交通和日常生活中常意外受到损伤，如擦伤、挫伤、裂伤、砍伤等，导致局部气机阻滞，血瘀于局部而成。

【辨证要点】

有外伤病史。局部肿胀、疼痛，轻度功能障碍；创口出血，局部瘀血，皮肤呈暗紫、瘀青等。

【病案举例】

气滞血瘀之左面部皮肤挫裂伤

王某，男，38岁，工人。2010年8月26日初诊。

诉前日凌晨不慎被生产工具砸伤左侧面部，当时出血很多，于附近医院就诊，诊断为左眉弓皮肤挫裂伤，予以清创缝合，现仍然局部肿胀疼痛，特前来要求中药治疗。检查：左眉弓上见一长约2cm伤口，缝合3针，周围皮肤肿胀，眶周瘀紫，伴疼痛，左侧口角瘀紫，张口疼痛。舌红，苔黄，脉涩。我院头部CT示未见明显骨折影像。

诊断：左面部皮肤挫裂伤。

辨证：气滞血瘀。

治则：活血化瘀，清热消肿。

方选桃红四物汤加减：桃仁10g，红花10g，当归10g，生地黄20g，赤芍 10g，川芎 10g，牡丹皮 10g，制没药 10g，金银花 15g，连翘 20g，蒲公英 10g，甘草 5g。7 剂，日 1 剂，水煎服。

9 月 2 日二诊：药后皮肤紫斑变为瘀青色，疼痛减轻，伤口前日拆线，无特殊不适。原方去赤芍、川芎、制没药，加黄芪 15g，白芍 15g，白术 10g，陈皮 10g。7 剂，日 1 剂，水煎服。

9 月 9 日三诊：药后颜面部皮肤肿胀、瘀青消退。守原方 5 剂，日 1 剂，水煎服。

1 个月后复查，恢复良好。

【心得体会】

口腔颌面部软组织损伤在检查和治疗时应注意颌面部的特殊解剖结构，如涎腺及其导管、面神经和三叉神经有无损伤，注意保护。开放性损伤应尽早清创缝合。中医治疗宜在伤情稳定后进行。初期局部肿胀疼痛，宜活血化瘀，清热消肿，选用桃红四物汤加清热解毒药；中后期行气活血，祛瘀生新，可选用和营止痛汤加味；失血过多，神疲乏力，头晕目眩者，则补气养血，选八珍汤之类。

（二）颌面部骨折

颌骨骨折包括上颌骨骨折和下颌骨骨折。根据骨折创伤是否暴露，可分为开放性骨折和闭合性骨折。上颌骨骨折可单独发生，但多数与相邻组织同时遭受损伤。下颌骨面积较大，且位置突出，在面部诸骨中最易骨折。

【病因病机】

多由于突然遭受外来暴力，如击伤、刀伤、高处坠落、跌打损伤及交通事故等，导致头面部骨质损伤，局部失血，瘀血，气机运行不畅。

【辨证要点】

面部肿胀，或塌陷，运动障碍，明显不对称，咬合错乱，呈开𬌗、反𬌗，张口受限等。可伴视力改变，以及眶下区、唇部麻木等症状。

【病案举例】

气滞血瘀之颌面部骨折

患者王某，女，45 岁，工人。2020 年 7 月 18 日初诊。

于 2020 年 7 月 10 日在路边被一卡车撞伤，面部塌陷，于当地医院就诊，限于条件当地医院随即转诊至上级医院，诊断为颌面部骨折。眼部检查右眼复视，眼睑运动障碍，治疗 1 周后，2020 年 7 月 18 日转诊至我院。头面部 CT、三维重建示右侧眉弓骨折，右侧颧弓骨折，Le Fort I 型骨折，鼻骨骨折。于 2020 年 7 月 21 日行面部骨折复位手术。术后患者生命体征平稳，精神欠佳，颜面部肿胀，大面积瘀紫，右眼睑闭合障碍，伴疼痛，口干。全身情况稳定，即日起辅以中药治疗。

诊断：颌骨骨折。

辨证：气滞血瘀。

治则：活血化瘀，消肿止痛。

方选复元活血汤加减：柴胡 10g，天花粉 10g，当归 10g，红花 10g，牡丹皮 10g，甘草 5g，金银花 15g，菊花 10g，大黄 10g，桃仁 10g，三七 3g（研末冲服），制乳香 10g，制没药 10g，郁金 10g，制香附 10g。10 剂，日 1 剂，水煎服。

二诊：服药后面部肿胀消退，疼痛减轻。原方去制乳香、制没药、制香附，加黄芪 15g，党参 15g，白芍 15g，白术 10g，骨碎补 10g。10 剂，日 1 剂，水煎服。

三诊：服药后面部肿胀基本消退，视力逐渐恢复，仍有轻微疼痛。原方去桃仁、红花、柴胡、大黄，加熟地黄 20g，续断 10g，桑寄生 10g，枸杞子 10g。15 剂，日 1 剂，水煎服。

3 个月后复查，恢复良好。

【心得体会】

中医治疗颌面部骨折，宜在伤者全身情况稳定后进行。二周内局部肿胀、疼痛，功能障碍等症状较重，治疗应以活血化瘀，消肿止痛为主，方选复元活血汤加味。伤后 3~4 周，进入损伤中期，肿胀消退，疼痛减轻，此时期应和营生新，接骨续筋，选加黄芪、党参、白术、骨碎补、白芍之类。骨折 4 周以后，肿胀疼痛消失，形体消瘦，面色无华，此时应调补气血，强筋壮骨，可选八珍汤加减治疗。不同时期症状表现、身体状态不同，治疗时应随症施药，切不可以一方治全程。

六、其他疾病

（一）白天磨牙症

白天磨牙症是指白天无意识磨牙症状。随着时间推移往往逐渐加重，是咀嚼系统的一种功能异常运动。长期磨牙可引起牙体、牙周、颞下颌关节及咀嚼肌等组织损伤。本节介绍成年人白天磨牙症。本病属中医学"齿龂""痉证"范畴。

【病因病机】

突遇不良刺激，工作压力大，家庭、邻里、同事关系紧张，焦虑、抑郁、愤怒等，情志不遂，肝气郁结，郁而化火，火性上扰，牙关筋脉受火熏灼而躁动，导致白天磨牙。

【辨证要点】

不自主下颌运动，常紧咬牙或牙关紧闭，牙齿相磨而发出"吱吱"响声。急躁易怒，胸胁胀痛，胃脘不适，少食嗳气，头晕目眩，口苦咽干。舌红，苔薄白或薄黄，脉弦或弦数。

【病案举例】

案 1　肝郁气滞之磨牙症

戴某，女，62 岁，退休工人。1981 年 3 月 12 日初诊。

自诉白天磨牙 6 年余。始于 1974 年 9 月到某医院口腔科补牙后，翌日即出现白天磨牙。开始为间断性，后来发展为持续性。病延六载，屡医无效。近年来面色无华，形体消瘦，特来诊。检查：患者静息状态下上下颌不自主摩擦发出"吱吱"声。双侧颞下颌关节区影像学检查无异常，双侧咀嚼肌区触诊无异常。伴胃脘、胸胁胀痛，时轻时重，少食，嗳气不舒，头晕目眩，失眠多梦。舌淡，苔薄，脉弦紧。

诊断：磨牙症。

辨证：肝郁气滞。

治则：疏肝解郁，养心安神。

方选逍遥散加减：柴胡 10g，当归 10g，白芍 15g，牡丹皮 10g，白术 10g，鸡内金 10g，炒麦芽 10g，茯苓 15g，郁金 10g，柏子仁 10g，合欢皮 10g，防风 10g，煅龙骨 20g（先煎），薄荷 5g（后下），甘草 5g，蝉蜕 5g。7 剂，日 1 剂，水煎服。

3 月 20 日二诊：服药后白天磨牙次数减少，食欲可，胸胁胀痛、嗳气好转。原方去薄荷、柴胡，加续断 10g，菟丝子 10g。10 剂，日 1 剂，水煎服。

3 月 30 日三诊：服药后诸症减轻。原方增损，15 剂，日 1 剂，水煎服。

观察半年，病情稳定。

案2　肝火上扰之磨牙症

患者，曾某，女，47岁，教师。1993年7月5日初诊。

自诉白天磨牙近1月余，患者于1993年4月13日在某医院拔牙，拔牙后半月出现白天磨牙，不能自行控制，情绪激动可使症状加重。有高血压病史。今来诊，要求中药治疗。检查：患者静息时可见磨牙，伴头痛目涩，两颧潮红，心烦，失眠多梦，口苦。舌红，苔薄黄，脉弦数。

诊断：磨牙症。

辨证：肝火上扰。

治则：疏肝理脾，泻火息风。

方选丹栀逍遥散加减：牡丹皮10g，栀子10g，当归10g，茯苓10g，白芍10g，菊花10g，钩藤10g，僵蚕10g，郁金10g，防风10g，煅牡蛎10g（先煎），柴胡10g，白芍10g，薄荷5g（后下）。10剂，日1剂，水煎服。

7月16日二诊：服药后白天磨牙次数明显减少，头痛目涩减轻。原方去钩藤、薄荷，加柏子仁10g，珍珠母15g（先煎）。原方增损，15剂，日1剂，水煎服。

观察半年，病情稳定。

【心得体会】

白天磨牙症在口腔门诊偶可见到，多发于成年人，发病原因多由于受到某种不良刺激使情志不遂，或精神抑郁，或精神过度紧张所致。治疗原则是疏肝解郁，安神定志。选用逍遥散或丹栀逍遥散之类加减。常用药有柴胡、当归、白芍、枳壳、陈皮、制香附、僵蚕、防风、蝉蜕、酸枣仁、珍珠母、柏子仁、煅龙骨、煅牡蛎等。

另外，放松心情，缓解压力，可以减轻患者临床症状；制作𬌗垫，能隔断𬌗干扰，保护牙齿免受磨耗。

（二）颞下颌关节紊乱病

颞下颌关节紊乱综合征是口腔颌面部的常见疾病。其主要临床表现为关节区疼痛、运动时关节弹响、下颌运动障碍等。多数属关节功能失调，预后良好，但极少数病例也可发生器质性改变。多见于青壮年，女性多于男性。本病属中医学"痹证"范畴，中医学称之为"颊车䯒痛"。

【病因病机】

1. 风寒湿痹

素体虚弱，卫外不固，病邪从肌表乘虚而入；劳累之后，汗出当风，风、寒、湿邪外袭，致筋脉绌急不利，气血运行不畅，经络受阻，风、寒、湿三气杂至，合而为痹发为本病。

2. 肝肾阴虚

肾主骨，肝主筋，肝肾不足则筋脉骨节失养，关节不利，挛急疼痛，引发本病。

【辨证要点】

1. 风寒湿痹证

颞下颌关节酸楚疼痛，开合不利，遇寒则症状加重，得温则减轻。湿胜者可伴肿胀，或四肢小关节肿痛。舌质淡胖，苔薄白或白腻，脉弦紧。

2. 肝肾阴虚证

颞下颌关节酸胀疼痛，开合不利。伴头晕，眼花，失眠多梦，或牙齿松动，或腰酸腿痛。舌质淡红，少苔，脉细。

【病案举例】

案 1　风寒湿痹之颞下颌关节病

宋某，女，26 岁，公司职员。2018 年 12 月 21 日初诊。

患者自诉右侧耳前区域胀痛 1 个月，张口轻微疼痛，热毛巾外敷可缓解，今特来就诊。检查：颌面部对称，张口可，未闻及明显杂音，双侧耳屏前触诊右侧稍有压痛，双侧外耳道触诊及双侧颞下颌关节 MRI 检查未见明显异常。舌淡，苔薄白，脉弦紧。

诊断：颞下颌关节病。

辨证：风寒湿痹。

治则：祛风散寒，除湿通络。

方选蠲痹汤加减：黄芪 10g，姜黄 10g，甘草 5g，防风 10g，羌活 10g，独活 10g，海风藤 10g，秦艽 10g，桑枝 10g，桂枝 10g，制乳香 10g，制没药 10g，当归 10g，赤芍 10g，薏苡仁 10g。10 剂，日 1 剂，水煎服。嘱注意关节区保暖。

2019 年 1 月 2 日二诊：药后下颌关节区胀痛减轻。原方去制没药、制乳香，加防己 10g。10 剂，日 1 剂，水煎服。

2019 年 1 月 12 日三诊：药后下颌关节区胀痛消失，张口自如。守原方 10 剂，日 1 剂，水煎服。

观察 1 年，未见复发。

案 2　肝肾阴虚之颞下颌关节病

林某，女，35 岁，会计。2016 年 10 月 8 日初诊。

患者自诉觉双侧耳前区域酸胀感 3 周，张口疼痛，咬物觉牙齿酸软无力，今来就诊。检查：患者颌面部对称，张口可，未闻及明显杂音，双侧耳屏前触诊稍有压痛，双侧外耳道触诊未见明显异常。全口牙 I 度松动。双侧颞下颌关节 MRI 未见明显异常。伴腰膝酸软，失眠多梦。舌质淡，少苔，脉细。

诊断：颞下颌关节病。

辨证：肝肾阴虚。

治则：滋补肝肾，养血舒筋。

方选虎潜丸加减：黄柏 10g，醋龟甲 10g（先煎），知母 10g，熟地黄 10g，生地黄 15g，茯苓 10g，白芍 10g，当归 10g，桑寄生 10g，续断 10g，锁阳 10g，牛膝 10g，山茱萸 10g，枸杞子 15g，甘草 5g。10 剂，日 1 剂，水煎服。

10 月 19 日二诊：药后双侧下颌关节区疼痛减轻，但仍睡眠欠佳。原方去黄柏、锁阳，加酸枣仁 15g，合欢皮 10g，黄连 3g。10 剂，日 1 剂，水煎服。

10 月 29 日三诊：药后双侧下颌关节疼痛消失，睡眠好转。守原方 10 剂，日 1 剂，水煎服。

观察 1 年，未见复发。

【心得体会】

素体虚弱，卫外不固，病邪乘虚而入；或劳累之后，汗出当风，风、寒、湿邪外袭，致筋脉绌急不利，气血运行不畅，合而为痹；或肝肾不足，骨节失养，筋脉挛急疼痛。风、寒、湿邪是发病的外因，正气不足或肝肾阴虚是致病的内因。因此，平常应强身健体，抵御风、寒、湿邪侵袭，才能保护好关节。

另外，中药外敷，推拿，针灸亦是治疗本病的有效方法。当发现有关节实质性损害，达到手术适应证时，建议手术治疗。

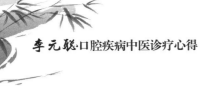

（三）黏液腺囊肿

黏液腺囊肿为口腔黏膜小唾液腺导管阻塞后分泌液潴留而形成的浅表囊肿，是常见口腔黏膜病的一种。多由于轻微的外伤使唾液腺导管破裂，涎液蛋白溢入组织内所致。常见于下唇及舌尖腹面，且多发生有咬唇习惯者。囊肿位于黏膜下，呈半透明状小泡，表面覆盖正常黏膜，数日后可因食物等摩擦，囊膜破裂而消失，但不久又可出现，多次复发后黏膜产生疤痕组织，使半透明水泡变成白色硬结。中医学认为其由脾虚运化失司，痰湿内阻而形成。本病属中医学"痰包"范畴。

【病因病机】

脾虚失运，水湿不循常道运行，凝聚成饮为痰，痰饮结于口舌所致。

【辨证要点】

痰包好发于下唇及舌尖腹面，位于黏膜下，位置表浅，呈半透明、浅蓝色小泡，质软有波动感，一般无明显不适感。有反复发作史，破裂后流出透明无色较稠似蛋清样黏液。舌淡、有齿痕，苔白稍腻，脉滑。

【病案举例】

脾虚湿盛之黏液腺囊肿

徐某，女，8岁，学生。1999年7月7日初诊。

家长诉小孩曾于当年4月、5月下唇黏液腺囊肿分别施行两次手术摘除术。半个月前患儿舌尖背面又长一水疱，讲话进食时被咬破，有黏稠液体流出，小孩拒绝手术，家长带着小孩前来寻求中医治疗。检查：患者体瘦面黄，舌尖腹面近系带旁见有一大小约0.5cm×0.5cm圆形肿物，凸起于黏膜面，半透明质软，表面光滑，无明显触痛，不影响舌体运动，小孩从小体弱多病，饮食欠佳，大便溏。舌淡、有齿痕，苔白腻，脉滑。

诊断：黏液腺囊肿。

辨证：脾虚湿盛。

治则：健脾益气，燥湿化痰。

方选二陈汤合参苓白术散加减：法半夏5g，橘红5g，茯苓10g，党参5g，白术5g，鸡内金5g，夏枯草5g，浙贝母5g，黄芩5g，黄连3g，薄荷5g，柴胡5g，牡丹皮5g，陈皮5g，甘草3g。10剂，日1剂，水煎服。

7月17日二诊：药后舌尖腹面肿物消退，食欲可，大便软。原方去橘红、黄连。10剂，日1剂，水煎服。

7月28日三诊：服药后舌尖腹面恢复如常。守原方10剂，日1剂，水煎服。

观察1年，未见复发。

【心得体会】

本病临床上以小孩居多，因素体脾虚，运化不健，复加饮食不当，或感外湿，饮邪留于肠胃，化生痰湿，痰湿上蒸于口舌，形成痰包。治宜健脾益气，燥化痰湿，方选二陈汤合参苓白术散加减治之。常用药有法半夏、陈皮、茯苓、白术、浙贝母、柴胡、黄芩、丹皮、夏枯草、生地、薏苡仁、土茯苓、藿香、甘草等。本人常用这些方药治疗该类患者，能收到好的治疗效果。

（四）舌下腺囊肿

舌下腺囊肿又称蛤蟆肿，是一种常见的唾液腺黏液囊肿，系位于口腔黏膜下的黏液腺导管阻塞或破裂，使分泌物潴留逐渐膨胀而形成的囊肿。好发于舌下区，临床表现为质软、无痛的肿块，口底区病变表面黏膜颜色呈浅蓝或粉红色。舌下腺囊肿一般无明显症状，对咀嚼和发音的影响与肿胀的大小和部位有关。根据舌下腺囊肿发生部位及延伸范围，临床上将其分为单纯型、口外型和哑铃型，多见于儿童及青少年。中医学认为，其因脾虚痰凝，痰湿胃热，痰湿留阻舌下而成。本病属中医学"痰包"范畴，名为"舌下痰包""匏舌"。

【病因病机】

1. 脾虚痰凝

脾主口，开窍于口。运化津液、水湿。脾气虚弱，运化失常则生痰生湿，痰湿凝聚于舌下则成痰包。

2. 痰湿胃热

过食辛燥、甘肥厚味，脾胃积热，湿热生痰，痰热循经上攻于舌下，凝聚局部，结成痰包。

【辨证要点】

1. 脾虚痰凝证

舌下半透明囊性肿物，自行破溃或针刺可见半透明黏液，表面光滑，触之不痛，口中黏腻不爽。伴纳差，面色无华，腹胀，便溏。舌质淡，有齿痕，苔白腻，脉滑。

2. 痰湿胃热证

舌下囊性肿物，针刺可见黄色黏液，触之柔软，表面光滑，按压疼痛明显，尤进食时为甚。伴口渴、口臭，渴喜冷饮，便秘，小便黄。舌红，苔薄黄，脉弦数。

【病案举例】

案1　脾虚痰凝之舌下腺囊肿

张某，女，12岁，学生。2019年1月8日初诊。

患者家长代诉右侧舌下起一肿物半月，有肿胀感，进食时增大，平时较小。食欲欠佳，大便溏。当地医院诊断为"舌下腺囊肿"，建议手术治疗。患儿家属欲保守治疗，特来我院就诊。检查：小孩体瘦，右侧舌下区隆起，色淡紫，触及一大小约1.0cm×0.7cm×0.7cm包块，表面光滑有囊性感，无明显触痛。舌淡，苔白腻，脉滑。

诊断：舌下腺囊肿。

辨证：脾虚痰凝。

治则：健脾和中，燥湿化痰。

方选二陈汤合参苓白术散加减：法半夏5g，陈皮5g，黄芩5g，茯苓10g，党参10g，白术5g，山药10g，薏苡仁10g，夏枯草10g，金银花10g，牡丹皮5g，鸡内金5g，炒麦芽10g，广藿香5g，浙贝母5g，甘草3g。10剂，日1剂，水煎服。

1月18日二诊：药后舌下肿胀逐渐缩小，进食时会增大。食欲可，大便软。原方去法半夏、夏枯草。10剂，日1剂，水煎服。

1月29日三诊：药后舌下肿胀完全消退，食欲好。守原方10剂，日1剂，水煎服。

观察1年，未见复发。

案2　痰湿胃热之舌下腺囊肿

林某，27岁，男，职员。2019年11月9日初诊。

自诉发现左舌下肿物1个月，进食时增大，伴有轻微疼痛。平素喜好辛辣燥热食品，尤其爱吃夜宵。伴口渴、口臭、大便秘结。曾就诊于外院，建议手术治疗，患者拒绝，欲保守治疗，自服维生素类及抗生素药物未见好转。今来我院就诊。检查：颌面部对称，左侧舌下见一肿物，大小约 1.5cm×1.0cm×1.0cm，表面呈淡紫色透明样，表面黏膜少许充血，触及表面光滑、质软、有囊性感、轻微疼痛，口腔异味明显。舌红，苔薄黄，脉弦数。

诊断：舌下腺囊肿。

辨证：痰湿胃热。

治则：燥湿化痰，清热消肿。

方选二陈汤合清胃散加减：法半夏 10g，陈皮 10g，土茯苓 20g，生地黄 20g，黄连 5g，牡丹皮 10g，黄芩 10g，夏枯草 10g，浙贝母 10g，金银花 10g，连翘 10g，淡竹叶 10g，广藿香 10g，薏苡仁 10g，甘草 5g。10剂，日 1 剂，水煎服。

11 月 20 日二诊：药后舌下肿物明显减小，进食未见明显增大，大便较前好转。原方去黄连、浙贝母。10 剂，日 1 剂，水煎服。

11 月 30 日三诊：药后舌下肿物消失，口腔异味明显好转，大便可。土茯苓易茯苓 10g。10 剂，日 1 剂，水煎服。

观察 1 年，未见复发。

【心得体会】

《灵枢·经脉》曰："脾足太阴之脉……连舌本，散舌下。"脾气健旺，则水湿循常道周而复始运行。脾气虚弱，运化失司，湿痰内停，凝聚舌下，则生痰包。患者舌质淡，苔白腻，脉滑，为脾虚痰凝证。治宜健脾和中，燥湿化痰，方选二陈汤合参苓白术散加减化裁。又《医宗金鉴·舌部痰包》云："痰包每在舌下生，结肿绵软似匏形，通胀舌下妨食语，火稽痰涎流注成。"因脾胃积热，湿热循经上攻于舌下而致。舌质红、苔薄黄、脉弦数为痰湿胃热证。治宜燥湿化痰，清热消肿，方选二陈汤合清胃散加减治疗。本病标在口腔，本在脾胃，病因为痰湿。无论脾虚所致，还是胃热引起都离不开燥湿化痰，然健脾、清胃是杜绝生痰之源，故痰化肿消。

（五）口臭

口臭是指从口腔或其他空腔如呼吸道、消化道，所散发出的臭气。口源性口臭多由于龋齿、根尖周炎、牙周病、唾液腺疾病、食物嵌塞等引起；非口源性口臭多由于如鼻窦炎、扁桃体炎、慢性咽喉炎、肺部疾病或消化性溃疡等上呼吸道和消化道疾病；或糖尿病等。临床非口源性口臭居多。好发于青壮年。

【病因病机】

1. 胃腑积热

嗜食辛辣燥热食品，或过饱伤胃，宿食停留于胃中，胃失和降，湿热蕴于胃腑，上熏于口形成口臭。

2. 肝胆蕴热

情志不遂，肝失疏泄，肝气蕴结，郁久化热，热移之于胆，肝胆火热上蒸于口而致。

3. 肺胃郁热

肺居上焦，其位最高。素有积热，又复感外邪，致肺胃郁热，火热上熏于口而臭。

【辨证要点】

1. 胃腑积热证

口臭，嗳气腐酸，脘腹胀满，或牙龈红肿，消谷善饥，大便干结，小便短黄，舌质红，苔黄腻，脉滑数。

2. 肝胆蕴热证

口臭口苦，胸胁胀满，心烦易怒，食欲不振，头晕目眩，大便不爽，舌质红，苔黄，脉弦数。

3. 肺胃郁热证

口臭，时伴腥味，口咽干燥，咳嗽痰少，纳差失眠，或有胸胁疼痛，大便干燥，舌质红，少苔，脉数。

【病案举例】

案1　胃腑积热之口臭

王某，男，31岁，公司职员。2013年7月3日初诊。

自诉口臭1年余，2012年春节后觉口腔有异味，且逐渐加重，去消化内科就诊几次，也曾口服清热降火类药物，疗效欠佳，今来口腔科诊治。检查：口腔异味明显，口腔卫生一般，见少许软垢，牙龈色稍红。口内未见龋齿。咽后壁稍充血。伴口干，口渴、喜冷饮，食欲可，易饥饿，大便干燥。舌红，苔黄少津，脉滑数。

诊断：口臭。

辨证：胃腑积热。

治则：宣畅气机，清热利湿。

方选三仁汤加减：滑石 15g，白豆蔻 10g，淡竹叶 10g，薏苡仁 15g，法半夏 10g，炒麦芽 10g，白术 10g，厚朴 10g，藿香 10g，佩兰 10g，山楂 10g，牡丹皮 10g，黄连 3g，甘草 5g。7 剂，日 1 剂，水煎服。

7 月 10 日二诊：药后口臭好转，大便变软，仍口干易饥。原方去滑石、法半夏，加石斛 10g，麦冬 10g。7 剂，日 1 剂，水煎服。

7 月 17 日三诊：药后偶尔口臭，其他症状明显好转。守原方 10 剂，日 1 剂，水煎服。

观察 1 年，病情稳定。

案 2　肝胆蕴热之口臭

刘某，男，47 岁，个体户。2008 年 3 月 6 日初诊。

自诉口臭数月，不愿与人交谈，半个月前于外院就诊，行牙周治疗术后稍有好转，不几日又出现口臭。平时口苦，心烦易怒，失眠多梦。检查：口腔卫生良好，未见龋齿和口腔黏膜溃烂。大便不爽，小便黄，舌质红，苔厚腻，脉弦数。

诊断：口臭。

辨证：肝胆蕴热。

治则：清肝利胆，化湿和胃。

方选龙胆泻肝汤合保和丸加减：柴胡 10g，黄芩 10g，龙胆草 10g，栀子 5g，茵陈 10g，白术 10g，茯苓 10g，法半夏 10g，枳壳 10g，炒麦芽 10g，山楂 10g，牡丹皮 10g，甘草 5g。7 剂，日 1 剂，水煎服。

3 月 13 日二诊：药后口苦不见，口臭好转，仍心烦失眠。原方去龙胆草、栀子、法半夏，加柏子仁 15g，百合 10g，鸡内金 10g。7 剂，日 1 剂，水煎服。

3 月 20 日三诊：服药后口臭明显好转，偶尔失眠。原方加珍珠母 10g（先煎），灵芝 10g。10 剂，日 1 剂，水煎服。

观察 1 年，病情稳定。

案 3　肺胃郁热之口臭

张某，女，41 岁，工人。2006 年 7 月 8 日初诊。

自诉口臭，口辣数月，曾去呼吸内科就诊两次，也曾服用消炎药（药物不详），未见明显效果，特来口腔科求治。检查：口腔卫生一般，牙龈发红，触之易出血，口腔黏膜未见溃烂，口咽部充血，咽后壁淋巴滤泡增生。伴口鼻干燥，干咳少痰，咽部似有物梗，胸胁满闷。大便不爽，舌红，少苔，脉数。

诊断：口臭。

辨证：肺胃郁热。

治则：清肺泄热，养阴和中。

方选养阴清肺汤加减：生石膏 15g，黄芩 10g，桑白皮 10g，金银花 15g，知母 10g，浙贝母 10g，厚朴 10g，法半夏 10g，生地黄 20g，玄参 10g，桔梗 10g，沙参 10g，麦冬 10g，牡丹皮 10g，甘草 5g。7 剂，日 1 剂，水煎服。

7 月 15 日二诊：药后口臭口辣好转，干咳及咽部症状有改善。原方去生石膏、法半夏，加炒麦芽 10g，山楂 10g。7 剂，日 1 剂，水煎服。

7 月 22 日三诊：药后偶见口臭，其他症状明显减轻。守原方 10 剂，日 1 剂，水煎服。

观察 1 年，病情稳定。

【心得体会】

《诸病源候论》云："口臭，由五脏六腑不调，气上胸膈。然腑脏气臊腐不同，蕴积胸膈之间，而生于热，冲发于口，故令臭也。"除以上阐述胃腑积热、肝胆蕴热、肺胃郁热外，还可能是肾阴亏虚，虚火上蒸；脾气虚弱，湿热上犯；心火上炎等诸多因素所致。因此，口臭令人难闻，患者痛苦，原因颇多，临证当仔细辨证施治之。

对来口腔门诊就诊者，如因局部因素，先行予以治疗，可提高药物疗效，使患者早日康复。

（六）口腔癌

口腔癌是指发生在口腔颌面部的恶性肿瘤总称，发病率占全身恶性肿瘤的 8.2%，近年来，其发病率有所上升。口腔癌多发生发展迅速或由良性病变经过长期不良刺激而引发。其肿物常影响患者进食、语言，如位于舌根，甚至可引起窒息。由于颌面部局部解剖复杂，手术治疗难度大，且颌面部器官具有呼吸、饮食、语言、味觉以及美观等多种功能需求，术后患者生活质量普遍较差，因此，极少部分患者拒绝手术治疗。口腔局部血运和淋巴回流丰富，口腔癌易转移。为防止病情加重和癌肿扩散转移，一经诊断就应选择手术治疗。中医治疗可全程参与，中西结合可提高治疗效果。本病属中医学"舌岩""口菌"范畴。

【病因病机】

1. 外邪侵袭

口腔与外界直接相通，易受外邪侵袭。《灵枢·九针论》曰："四时八风之客于经络之中，为瘤病者也。"外邪入侵，客于经络，毒邪壅滞，结聚口腔不散，形成肿物。

2. 热毒蕴结

长期受辛辣、煎炒、烟、酒、槟榔等刺激，致脾胃蕴热，火热循经上攻，结于口舌而致。《外科正宗》谓："茧唇……因食煎炒，过食炙煿，又兼思虑暴急，痰随火行，流注于唇。"

3. 正虚邪实

大病久病之后，或年老体衰，正气虚衰，气虚血亏，经络、形体、官窍失却濡养而致。《外科启玄》谓："癌发四十岁以上，血气亏衰，厚味过多，所生者，十有一二。"《外证医编》曰："正气虚则成癌。"指出正气虚衰与癌瘤发生发展有一定关系。

4. 肝郁血瘀

思虑太过，肝郁脾虚，生湿生痰，痰聚血瘀不散，上结于口舌而致。《医宗金鉴》谓"失荣由忧思、恚怒、气郁、血逆与火凝结而成。"说明精神因素与肿瘤发生发展的关系。

【辨证要点】

1. 外邪侵袭证

多见于口腔癌早期，肿物呈菜花状突起，质地中等偏硬，表面溃烂红肿，疼痛不适，局部见有血性分泌物。伴口臭、口渴、大便干结。舌质红，苔薄黄，脉弦数。

2. 热毒蕴结证

多见于病损中期，肿物溃疡、糜烂，边界不清，流涎有恶臭味，颌下及颈部可触及肿大淋巴结，咀嚼吞咽困难，言语不利，身热口渴，大便秘结，小便黄，舌质红绛，苔黄腻，脉滑数。

3. 正虚邪实证

多见于口腔癌晚期或术后、放化疗后，口腔癌块溃烂，或口腔黏膜糜烂，甚则透舌穿腮，颌下恶核累累，形体消瘦，面色无华，头晕目眩，舌质淡，苔腻，脉细数。

4. 肝郁血瘀证

口腔癌早、中、晚期均可见之，肿块颜色较深，疼痛尤其是刺痛明显，溃烂流涎。伴胁肋疼痛，乳房胀痛，急躁易怒，口干不欲饮，口臭，舌质暗紫，或有瘀斑，脉弦涩。

【病案举例】

案1 热毒蕴结之左舌高分化状鳞癌

洪某，女，69岁，个体户。2018年8月1日初诊。

诉发现舌部肿物两个月，肿物逐渐增大，1个月前肿物表面溃疡，疼痛不适，影响进食。伴口臭、口干，性格急躁易怒，大便干结。就诊于外院，行"左舌肿块活检术"，病检报告示左舌高分化状鳞癌，并建议手术治疗，患者及其家属拒绝手术治疗，寻求中医治疗，特来诊。检查：颌面部对称，张口度及张口型正常，左舌中份见0.5cm×0.5cm大小肿块，呈菜花样突出于表面，质中偏硬，表面溃烂，触痛明显，舌体活动尚可，未触及颌下明显肿大淋巴结。舌红，苔黄腻，脉滑。

诊断：左舌高分化状鳞癌。

辨证：热毒蕴结。

治则：清热解毒，散结消肿。

方选五味消毒饮加减：金银花15g，野菊花15g，蒲公英15g，紫花地丁15g，黄连3g，生地黄15g，石斛10g，百合10g，牡丹皮10g，郁金10g，半枝莲15g，夏枯草10g，防风10g，连翘10g，藿香10g，薏苡仁15g，甘草5g。15剂，日1剂，水煎服。

8月17日二诊：患者来电告知，服药后局部溃烂、疼痛明显好转，能正常进食，嘱其按原方于当地买药。15剂，日1剂，水煎服。

9月3日三诊：患者精神状况好于之前，心情平和，正确面对，食欲正常，大便通畅，局部轻微肿痛。检查：舌部肿块明显缩小，触痛轻微，局部溃烂逐渐缩窄。原方去野菊花，蒲公英、紫花地丁，加白花蛇舌草15g，玄参10g，麦冬10g。20剂，日1剂，水煎服。

9月24日四诊：肿物未见明显增大。守原方继服之。后随症调方，定期复查。

2020年1月6日五诊：觉舌部肿块有增大迹象，特前来复查。检查：左舌肿块增大约1cm×1cm大小，质硬，表面溃疡，触痛明显，颈部未触及肿大淋巴结，舌质红，苔黄腻，脉滑。原方加桃仁 10g，红花 10g，川芎 10g，醋鳖甲 10g（先煎）。20 剂，日 1 剂，水煎服。

药服完后，遇上新冠肺炎疫情，口腔门诊停诊，患者于 2020 年 2 月 21 日于外院行左舌鳞癌手术切除。术后病检报告：左舌中-低分化鳞状细胞癌，颈部淋巴结未见转移。术后仍接受中药治疗，病情稳定。

案 2 肝郁血瘀之右舌腹鳞状细胞癌

龚某，男，68 岁，退休干部。2011 年 10 月 15 日初诊。

诉发现右舌肿块 4 个月，2011 年 10 月 11 日于某院行肿块活检术，病检报告示：（右舌腹）鳞状细胞癌。患者于领导岗位退休，其与家属商议，决定放弃手术治疗和化疗，要求中药治疗，特来就诊。检查：右舌腹触及 1.5cm×1.5cm 大小肿块，质地较硬，边界不清，肿块表面溃疡，触痛明显，右侧颌下触及多个肿大淋巴结，较大者约 0.5cm×0.5cm，质中偏硬，活动度差，有压痛。平时急躁易怒，胸胁胀痛，失眠多梦，舌苔厚腻，脉弦数。

诊断：右舌腹鳞状细胞癌。

辨证：肝郁血瘀。

治则：疏肝解郁，活血化瘀。

方选柴胡疏肝散合桃红四物汤加减：柴胡 10g，川芎 10g，制香附 10g，郁金 10g，枳实 10g，桃仁 10g，红花 10g，生地黄 20g，赤芍 10g，半枝莲 15g，白花蛇舌草 15g，陈皮 10g，金银花 15g，连翘 10g，淡竹叶 10g，黄连 5g，夏枯草 10g，甘草 5g，僵蚕 10g。15 剂，日 1 剂，水煎服。

11 月 2 日二诊：诉疼痛较之前好转，睡眠欠佳，肿块大小无明显变化，原方加柏子仁 10g，珍珠母 10g（先煎），百合 10g。15 剂，日 1 剂，水煎服。后每月定期复查，随症加减用药。

2012 年 6 月 25 日三诊：诉疼痛较之以前加重。检查：右舌肿块增大，约 2cm×1.5cm，颌下肿大淋巴结无明显变化，原方加制没药 10g，制乳香 10g，炮山甲 10g。15 剂，日 1 剂，水煎服。后电话联系，随症加减，定期复查诊治。

2013 年 9 月，终因病情进展去世。患者在我处中药治疗达两年之久，尽管未能挽救其生命，但中医治疗延长了他的临床生存期。

案 3 正虚邪实之右腭黏液表皮样癌

肖某，男，33 岁，会计。2018 年 5 月 8 日初诊。

自诉 2018 年 2 月 16 日因右腭肿块行肿块活检术，诊断为右腭黏液表皮样癌。于 2 月 17 日行肿瘤局部扩大切除术，术后近两个半月上腭创面不见愈合并伴疼痛，有出血症状。检查：张口度及张口型正常，右腭创面处溃疡约 6cm×4cm 大小，表面有黄白色渗出物覆盖，触痛，偶有出血，双侧颌下、颏下及颈部未触及明显肿大淋巴结。面色萎黄，头晕眼花，少气懒言。舌淡，苔白，脉虚细。

诊断：右腭黏液表皮样癌。

辨证：正虚邪实。

治则：益气养血，解毒固本。

方选八珍汤加减：西洋参 5g（单煎兑服），白术 10g，生黄芪 30g，生地黄 15g，白芍 15g，当归 10g，茯苓 15g，甘草 5g，白花蛇舌草 10g，蒲公英 10g，黄芩 10g，淡竹叶 5g，夏枯草 15g，连翘 10g，金银花 10g，广藿香 10g，薏苡仁 15g。15 剂，日 1 剂，水煎服。自拟漱口方含漱，每日 4~5 次。清热解毒化浊。

5 月 24 日二诊：服药后疼痛明显减轻，溃疡面积明显减小，疼痛减轻，守原方 15 剂，继服之。漱口方含漱同上。

6 月 10 日三诊：服药后上腭创面逐渐愈合，其他症状明显好转。原方去夏枯草、淡竹叶、黄芩，加麦冬 10g，石斛 10g。30 剂，日 1 剂，水煎服。

观察 1 年，病情稳定。

【心得体会】

口腔癌治疗临床主要以手术为主，配合放化疗和中药治疗。只要具备手术指征，应建议尽早手术切除。口腔癌形成，可因外邪侵袭；可因情志郁结；可因正气不足；可因饮食和不良嗜好刺激（槟榔、烟、酒）等诸多因素，使毒邪聚结不散，日久形成肿块。随着病情发展，邪正相争，临床症状也会出现相应变化。因此，在口腔癌的某一阶段，可能为单一证型，也会是多种证型并存，要根据具体情况详细分析，及时调整处方用药。如局部红肿明显时，要加重黄芩、黄柏、黄连、栀子、金银花、连翘等的用量；疼痛甚时，加露蜂房、郁金、田三七等；溃烂出血者，加侧柏叶、白茅根、紫草根、荆芥炭等；腐臭甚者，加马勃、白蔹、白芷等；张口及舌运动障碍者，加地龙、蜈蚣、穿山甲等。

另外，应对患者采取适当心理疏导，鼓励其正视病情，树立战胜疾病的信心。及时复诊，按要求服药，以控制病情发展。

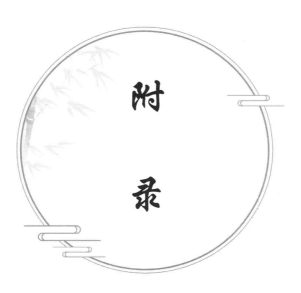

附

录

附录一

论文摘要

本部分为作者近 20 年已发表的主要论文摘要。

1. 复发性阿弗他溃疡辨证施护体会

总结归纳复发性阿弗他溃疡的辨证施护体会。复发性阿弗他溃疡目前尚无根治方法，故中医辨证施护，显得尤为重要。根据患者的不同临床证候，将复发性阿弗他溃疡分为心火上炎、胃肠积热、肝郁化火、阴虚火旺四型。湖南中医药大学第一附属医院口腔黏膜病专科采用辨证施治加护理的模式，在辨证施治的基础上，从病史出发，关注患者家庭、生活、工作情况，同时合理饮食，均衡营养，大大提高了治疗效果。

[摘自《湖南中医药大学学报》，2020，40（10）：1290-1292.]

2. 口腔扁平苔藓患者焦虑抑郁与中医证型关系的分析

目的：通过分析口腔扁平苔藓（OLP）患者焦虑、抑郁情绪与中医证型之间的关系，探讨该病焦虑、抑郁情绪障碍患者的中医辨证论治。

方法：选择 2018 年 1 月~2019 年 5 月本院口腔黏膜病专科门诊诊断为口腔扁平苔藓患者 120 例（包括糜烂型 OLP78 例、非糜烂型 OLP42 例），记录患者的一般信息，医院焦虑抑郁量表（HADS）评分及中医辨证分型。

结果：糜烂型 OLP 患者和非糜烂型 OLP 患者间焦虑、抑郁的发病率比较差异有统计学意义（$\chi^2 = 8.638$，$P<0.05$；$\chi^2 = 5.065$，$P<0.05$）。不同中医证型的 OLP 患者间焦虑、抑郁的发病率比较差异有统计学意义（$\chi^2 = 7.075$，$P<0.05$；$\chi^2 = 6.904$，$P<0.05$）。

结论：OLP 患者中存在有焦虑抑郁的精神障碍，且在糜烂型口腔扁平苔藓患者中更明显。OLP 伴焦虑抑郁状态的患者中以肝郁血瘀证最多见，其次为湿热内阻证者，阴虚内燥者较少。

[摘自《中国医药科学》，2020，10（7）：6-9.]

3. 从肝肾论治灼口综合征经验分析

目的：总结以肝肾论治灼口综合征（BMS）经验。

方法：从肝肾论治对 867 例 BMS 患者进行中医辨证。其中肝郁脾虚 479 例，肝肾阴虚火旺 388 例。以疏肝解郁，滋阴清热，养血安神为治则，以逍遥散为基本方，根据患者不同症状随症加减。以患者疼痛程度（VAS）及中医证候评价治疗有效率。

结果：肝郁脾虚证病人治疗总有效率为 85.18%；肝肾阴虚火旺证病人治疗总有效率为 82.47%。

结论：以肝肾论治 BMS 能有效减轻患者的症状、提高生活质量。

〔摘自《实用口腔医学杂志》，2020，36（2）：378-380.〕

4. 4435 例口腔黏膜病临床及中医辨治分析

目的：探讨湖南省常见口腔黏膜病的发病特点、分布规律以及中医辨治情况，为口腔黏膜病的诊治提供临床依据。

方法：收集 2017 年 9 月~2019 年 9 月就诊于湖南中医药大学第一附属医院口腔黏膜专科患者的临床诊疗资料，对患者性别、年龄、诊断进行回顾性分析统计。

结果

（1）收集的口腔黏膜病患者共 4435 例，共 24 种，男 2166 例，女 2269 例，男女比例为 1∶1.05，以 40~50 岁患者多见，居于前 5 位的是复发性口腔溃疡（36.17%）、口腔扁平苔藓（16.10%）、口腔黏膜下纤维化（12.67%）、灼口综合征（8.91%）、口腔癌术后（5.50%）。

（2）本病中 36~50 岁年龄段占比最高，21~35 岁年龄段其次，51~70 岁年龄段占比最低；本病在湘北地区患者占比较湘南地区更多；本病 2019 年患者数量较 2018/2017 年更多，整体呈逐年增多趋势。

结论：复发性口腔溃疡是最好发的口腔黏膜病，口腔黏膜下纤维化是湖南省男性最好发的口腔黏膜病。

〔摘自《中国医药科学》，2020，10（4）：3-6.〕

5. 李元聪教授治疗舌下腺囊肿临证经验

介绍李元聪教授中医治疗舌下腺囊肿的临床经验。其认为本病的本在脾胃，标在口舌，因脾气虚弱，运化失司，痰湿凝聚舌下；或胃热蒸灼，炼津为痰，痰聚不散所致。根据患者的不同临床证候将舌下腺囊肿分为脾虚痰凝和痰湿胃热两型，脾虚痰凝型治宜健脾和中，燥湿化痰，予以二陈汤合参苓白术散加减；痰湿胃热型治宜清热消肿，燥湿化痰，予二陈汤合清胃散加减治疗，临床疗效明显。

[摘自《湖南中医药大学学报》，2019，39（12）：1453-1455.]

6. 复发性阿弗他溃疡中医临床诊疗方案

目的：探讨复发性阿弗他溃疡的中医病因病机、中医辨证分型、论证施治，为中医药治疗复发性阿弗他溃疡提供临床参考。

方法：根据中医辨证施治原则，将复发性阿弗他溃疡的诊断和治疗分为四型：心火上炎证，治宜清心泻火，解毒疗疮，方选泻心导赤散加味；胃肠积热证，治宜清热泻火，凉血解毒，方选清胃散合凉膈散加减；肝郁化火证，治宜疏肝理气，泻火解毒，方选丹栀逍遥散加味；阴虚火旺证，治宜滋阴补肾，降火敛疮，方选知柏地黄汤加味。每一证型后分别附有临证验案。

结论：中医辨证施治对复发性阿弗他溃疡有较好的疗效。

[摘自《湖南中医药大学学报》，2019，39（3）：295-297.]

7. 中西医结合治疗口腔黏膜下纤维性变临床疗效的 Meta 分析

目的：系统评价中西医结合治疗口腔黏膜下纤维性变的临床疗效。

方法：检索 PubMed、Medline、维普期刊数据库、中国知网和万方数据库，搜集中西医结合治疗口腔黏膜下纤维性变的随机对照试验（RCT），由两名评价者独立提取资料并进行方法学质量评估，数据分析采用 RevMan5.3 软件进行统计分析。

结果：共纳入 9 个 RCT，Meta 分析结果显示，中西医结合治疗口腔黏膜下纤维性变的有效率 Meta 分析结果为 [OR = 3.70，95% CI（2.52，5.43）]，张口度 Meta 分析结果为 [MD = 0.52，95% CI（0.31、0.72）]，疼痛 VAS 评分 Meta 分析结果为 [MD = -0.66，95% CI（-0.94、-0.38）]，不良反应发生率 Meta 分析结果为 [OR = 0.22，95% CI（0.12、0.42）]。提示中西医结合治疗口腔黏膜下纤维性变在有效率、张口度的恢复、疼痛好转和降低不良反应发生率方面优于单纯西医治疗。

结论：中西医结合治疗口腔黏膜下纤维性变的临床疗效优于单纯西

医治疗。

［摘自《中医药导报》，2018，24（23）：107-110.］

8. 口腔黏膜下纤维化中医临床诊疗方案

目的：介绍口腔黏膜下纤维化的中医临床诊疗方案。

方法：根据中医辨证施治原则，将口腔黏膜下纤维化的诊断和治疗可分为气滞血瘀证，治疗原则是理气活血，化瘀软坚；痰毒蕴结证，治疗原则是理气化痰，软坚散结；气血亏虚证，治疗原则是补益气血，调和营卫。每一证型后分别附有临证验案。

结论：中医辨证施治对 OSF 有较好疗效。

［摘自《实用口腔医学杂志》，2018，34（6）：838-840.］

9. 从痰瘀论治口腔黏膜下纤维化临证体会

口腔黏膜下纤维化是一种发生于口腔黏膜的慢性进行性疾病。本文为笔者对于口腔黏膜下纤维化的临证思考总结。认为本病的中医病机特点为痰瘀互结，系因嗜食槟榔、辛辣等刺激之物，邪毒外侵，蕴于脉络，引起局部气机不畅，日久生痰、生瘀所致。对于本病的治疗，从痰瘀论治，以经典方二陈汤为基本方，随症加减，取得好的治疗效果。

［摘自《湖南中医药大学学报》，2018，38（7）：755-756.］

10. 口腔癌术后中医药治疗探索

口腔癌是头颈部常见的恶性肿瘤，目前对于口腔癌的治疗仍然强调以手术为主并结合放疗、化疗的三连序列治疗。近年来，我院名老中医李元聪教授运用中医药辨证治疗这类疾病积累了一定的临床经验，尤其对于口腔癌患者术后的中药治疗更有独到的见解。认为口腔癌术后的治疗应以扶正祛邪、调理气机为主，兼顾清热解毒、活血化瘀，方可取得好的疗效。

［摘自《中医临床研究》，2018，10（14）：132-134.］

11. 李元聪教授治疗口腔黏膜下纤维化临证经验

总结归纳李元聪教授治疗口腔黏膜下纤维化的临证经验。李老师认为口腔黏膜下纤维化属"血瘀""积聚"等范畴，皆因外邪侵袭，邪毒郁积于局部，引起局部气机不畅，血运受阻，以致形成气滞血瘀，或痰毒蕴结，或病久气血亏虚。其根据患者的不同临床证候将口腔黏膜下纤维化分为三型：气滞血瘀证，治宜理气活血，化瘀软坚，方选桃红四物汤加味；痰毒蕴结证，治宜理气化痰，软坚散结，方选二陈汤加味；气血亏虚证，治宜补益气血，调和营卫法，方选八珍汤加减，疗效显著。

[摘自《湖南中医药大学学报》，2018，38（4）：424-426.]

12. 白塞综合征临证验案二则

白塞综合征，多数医家将其归于中医学之"狐惑"病，名为狐疑惑乱之意。张仲景《伤寒杂病论》谓："狐惑之为病……蚀于喉为惑，蚀于阴为狐。不欲饮食，恶闻食臭，其面目乍赤乍黑、乍白。蚀于上部则声嘎，甘草泻心汤主之。"提出有关益气解毒，清热利湿的治疗方法。因笔者所接诊病人以口腔溃疡为主，故辨证主要以口腔溃疡为依据，结合其他症状和全身表现，分别施以清热泻火、清热利湿、滋阴清热等方法，采用中药与激素疗法并用，以达到最佳效果。

[摘自《湖南中医药大学学报》，2018，38（3）：328-329.]

13. 李元聪治疗口角炎经验

总结归纳李元聪教授治疗口角炎的经验。李老师认为口角炎的发生多与禀赋不足或后天失养所致的脾气虚弱有关；或饮食不节致脾胃湿热；或久病伤阴、虚火上炎于口所致。其根据患者的不同临床证候，将口角炎分为脾胃虚弱、脾胃湿热、阴虚火旺三型，分别治以健脾益气、清脾泄热、滋阴降火，予参苓白术散加减、清胃散、知柏地黄汤加味治疗，疗效显著。

[摘自《湖南中医杂志》，2018，34（3）：52-53.]

14. 带状疱疹临证验案二则

中医学认为，带状疱疹的发病与肝、心二经风火；与脾、肺二经湿热有关。根据带状疱疹患者临床症状表现，其更多与肝、脾关系密切。火毒内蕴、感受风邪为本病病机特点。治疗时，无论清肝泻火还是清脾泄热，须兼以祛风，使脏腑火热得清，风毒之邪以除，疾病方能痊愈。同时局部使用季德胜蛇药片和丁卡因可清热解毒、杀虫止痛，这是临床实践，可供借鉴。

［摘自《湖南中医药大学学报》，2018，38（2）：188-189.］

15. 灼口综合征临证验案三则

临床上，灼口综合征病因多样，尚缺乏统一观点。现代医学对其缺少特殊有效的治疗方法。《素问·六元正纪大论》曰："木郁达之，火郁发之，土郁夺之，金郁泄之，水郁折之。"中医学认为，本病发生与情志之郁有密切联系。中医注重审证求因，辨证论治，常取得较好疗效。本文临证治疗验案三则分别为肝郁气滞证、脾虚郁滞证、胃热伤阴证，旨在探讨灼口综合征的病因病机及治法。

［摘自《湖南中医药大学学报》，2018，38（1）：53-54.］

16. 自拟中药含漱汤治疗妊娠期智齿冠周炎 29 例临床观察

目的：观察中药含漱汤治疗妊娠期智齿冠周炎的临床疗效。

方法：将 58 例妊娠期智齿冠周炎患者随机分为对照组和治疗组各 29 例。两组患者均予以生理盐水和过氧化氢生牙冠周、盲袋进行冲洗。对照组则在冲洗结束后，将碘甘油入牙龈盲袋内；治疗组采用自拟中药含漱汤治疗。两组均以 5 天为 1 个疗程，治疗 1 个疗程后进行疗效评价。

结果：两组治疗后疼痛 VAS 评分均下降（$P<0.01$）；治疗组治疗后 VAS 评分低于对照组，差异有统计学意义（$P<0.05$）。治疗组总有效率为 96.6%，对照组总有效率为 79.3%，两组比较，差异有统计学意义（$P<0.05$）。

结论：采用自拟中药含漱汤治疗妊娠期智齿冠周炎有较好疗效。

［摘自《中医药导报》，2014，20（11）：63-64.］

17. 益气活血解毒法治疗复发性阿弗他溃疡 50 例小结

目的：分析总结益气活血解毒法治疗复发性阿弗他溃疡的临床疗效。

方法：运用自拟益气活血解毒法临症加减治疗 50 例复发性阿弗他溃疡，1 天 1 剂，分两次温服，连续服药 5 天。根据溃疡面积、水肿面积、溃疡疼痛及烧灼感等中医证候分级评分，并观察治疗后 6 个月的复发情况。

结果：临床痊愈 9 例，显效 22 例，有效 19 例，总有效率为 100%。

随访 6 个月，仅 1 例患者复发。患者治疗后中医证候评分均较治疗前改善，差异有统计学意义（P<0.01）。

结论：采用益气活血解毒法治疗复发性阿弗他溃疡有较好疗效。

［摘自《中医药导报》，2012，18（4）：90.］

18. 活血化瘀解毒法治疗口腔黏膜下纤维化 60 例

目的：分析总结活血化瘀解毒法治疗口腔黏膜下纤维化的临床疗效。

方法：运用自拟活血化瘀解毒法临症加减治疗 60 例口腔黏膜下纤维化，1 天 1 剂，分两次温服，连续服药 3 周。观察治疗前后口腔黏膜刺激痛、口腔黏膜发白发硬、纤维条索及开口度等中医证候变化及张口度变化。

结果：显效 23 例，有效 37 例，总有效率为 100%。治疗后中医证候评分均较治疗前改善，差异有统计学意义（P<0.01，P<0.05）。

结论：采用活血化瘀解毒法治疗口腔黏膜下纤维化有较好疗效。

［摘自《中医药导报》，2012，18（3）：86-87.］

19. 石辛牙痛口含片治疗胃火牙痛智齿冠周炎Ⅲ期临床试验

目的：研究石辛牙痛口含片治疗胃火牙痛智齿冠周炎的疗效及安全性。

方法：随机双盲双模拟平行对照多中心临床试验。纳入符合胃火牙痛智齿冠周炎患者 432 例。就诊当天行常规冠周袋冲洗。石辛组患者含化石辛牙痛口含片，口服牛黄解毒片赋形剂；对照组患者口服牛黄解毒片，含化石辛牙痛口含片赋形剂，疗程 5 天。主症中疼痛按 VAS 法记分，其余主症、次症及舌象、舌苔、脉象均按等级计分。症状体征总积分减轻率≥90% 判断为痊愈，70%~89% 为显效，30%~69% 为有效，≤29% 无效。用药前后进行血、尿、粪常规及肝功能、肾功能、心电图等检查，记录不良事件。用 SAS6.12 软件统计分析。

结果：符合方案数据集（PPS）石辛组 309 例、牛黄组 101 例。人口学特征、病情基线组间差别均无统计学意义（P>0.05）。治疗 3 天和 5 天时两组症状体征总积分、主症积分、次症积分均下降（P=0.000），石辛组积分的下降值高于牛黄组（P<0.0001）。第 5 天治愈率和显效率石辛组为 45.6% 和 42.4%；牛黄组为 8.9% 和 33.7%（P<0.0001）。实验室检查未发现具有临床意义的异常结果。与研究药物有关的不良事件

石辛组9例15次，牛黄组7例7次（P＝0.0848）；各组均未发生导致病例脱落的不良事件和严重不良事件。

结论：石辛牙痛口含片治疗胃火牙痛智齿冠周炎是安全、有效的。

［摘自《实用口腔医学杂志》，2012，28（1）：79–84.］

20. 石辛牙痛口含片对智齿冠周炎病人冠周盲袋细菌的抑制作用

目的：探讨石辛牙痛口含片治疗胃火牙痛（智齿冠周炎）过程中对冠周盲袋细菌的抑制作用。

方法：运用随机双盲双模拟平行对照多中心临床试验，纳入符合胃火牙痛（智齿冠周炎）试验组（石辛）、对照组（牛黄）各120例。就诊当天对受试者常规冠周盲袋冲洗。石辛组病人含化石辛牙痛口含片，0.6g×2，1天4次；口服牛黄解毒片赋形剂，0.3g×3，1天3次。对照组病人口服牛黄解毒片，0.3g×3，1天3次；含化石辛牙痛口含片赋形剂，0.6g×2，1天4次，疗程5天。用药前后各进行1次冠周盲袋细菌检测，按Bergeys'系统细菌学鉴定标准鉴定菌属名称。

结果：符合方案数据集（PPS）石辛组和牛黄组各112和111例受试者。治疗后石辛组和牛黄组总菌落数（CFU/mL）减少率（%）分别为（59.05±25.64）和（59.67±27.25）。石辛组和牛黄组的细菌清除率分别为75.89%和78.37%。全部厌氧菌的总菌落数（CFU/mL）减少率（%）分别为（83.48±26.87）和（82.34±24.61），全部兼性厌氧菌的总菌落数（CFU/mL）减少率（%）分别为（41.57±23.89）和（40.86±30.47）。鉴定的16种主要细菌菌落数（CFU/mL）减少率（%）两组之间差异均无统计学意义（P>0.05）。

结论：石辛牙痛口含片和牛黄解毒片都有抑制盲袋细菌的作用，二者无显著差异。

［摘自《牙体牙髓牙周病学杂志》，2011，21（10）：577–580.］

21. 口腔愈疡冲剂治疗口腔扁平苔藓临床观察

目的：观察口腔愈疡冲剂治疗口腔扁平苔藓（OLP）的临床疗效。

方法：将94例OLP患者随机分为治疗组（48例）和对照组（46例）。治疗组采用口腔愈疡冲剂治疗，对照组采用转移因子治疗。

结果：治疗组有效率为87.50%，对照组为69.56%，两组疗效差异有统计学意义（P<0.05）。

结论：口腔愈疡冲剂对 OLP 具有较好的治疗作用。

［摘自《中国医药指南》，2010，8（15）：244-245.］

22. 石辛牙痛口含片治疗胃火牙痛（智齿冠周炎）Ⅱ期临床试验

目的：研究石辛牙痛口含片治疗胃火牙痛（智齿冠周炎）的疗效及安全性。

方法：随机双盲双模拟平行对照多中心法。纳入符合胃火牙痛（智齿冠周炎）实验组（石辛）、对照组（牛黄）各120例。就诊当天常规冠周盲袋冲洗。石辛组患者含化石辛牙痛口含片0.6g×2，1日4次；口服牛黄解毒片的赋形剂0.3g×3，1日3次；牛黄组患者口服牛黄解毒片0.3g×3，1日3次，含化石辛牙痛口含片的赋形剂0.6g×2，1日4次。主症按0、2、4、6分级计分；次症按0、1、2、3分级计分。疗程5天，用SAS6.12软件统计分析。用药前后进行血、尿、粪常规及肝功能、肾功能、心电图等检查，记录不良事件。

结果：石辛组脱落（失访）3例，牛黄组脱落2例。受试者脱落率、人口学特征、病情基线组间差别均无统计学意义（P>0.05）。第3天和第5天时主症、次症积分以及病情总积分均明显下降（P=0.000），其减少值石辛组大于牛黄组（P<0.001）；石辛组显效率大于牛黄组（P=0.000）。第5天时主症各项指标石辛组积分下降值大于牛黄组（P<0.05）。生命体征治疗前后均在正常范围，组间差异无统计学意义（P>0.05），实验室检查全部患者治疗前未出现明显异常变化。3例发生与研究药物有关不良事件，石辛组1例，为"中度"，停药后好转，退出试验。牛黄组2例，为轻度，未影响试验。

结论：石辛牙痛口含片治疗胃火牙痛（智齿冠周炎）疗效优于牛黄解毒片，安全性与牛黄解毒片相似。

［摘自《实用口腔医学杂志》，2009，25（6）：865-871.］

23. 丹玄口康对槟榔提取液刺激下的人口腔黏膜成纤维细胞增殖及增殖细胞核抗原表达的影响

目的：观察丹玄口康对槟榔提取液（areca nut extract，ANE）诱导的人口腔黏膜成纤维细胞（fibroblasts，FB）的增殖及增殖细胞核抗原（proliferating cell nuclear antigen，PCNA）表达的影响。

方法：体外培养人口腔黏膜 FB，100μg/mL ANE 为诱导剂，10%大鼠丹玄口康药物血清为干预物；用二甲基噻唑二苯基四唑溴盐（MTT）法测定细胞增殖速度，用免疫细胞化学法检测 PCNA 的表达。

结果：MTT 显示，丹玄口康组的 OD 值低于 ANE 刺激组（P<0.01 或 P<0.05）；丹玄口康组免疫阳性细胞数及相对灰度值均低于 ANE 刺激组（P<0.01 或 P<0.05）。

结论：丹玄口康能够抑制 ANE 刺激下的人口腔黏膜 FB 的增殖，下调 PCNA 的表达。

[摘自《中国中医药信息杂志》，2008，15（4）：36-38.]

24. 丹玄口康对 ANE 诱导人口腔黏膜 FB 胶原合成及 TGF β_1 表达的抑制作用

目的：研究丹玄口康（danxuan koukang，DXKK）含药血清对槟榔提取物（areca nut extract，ANE）诱导人口腔黏膜成纤维细胞（fibroblasts，FB）的胶原合成及 β_1 转化生长因子（transforming growth factor β_1，TGF β_1）表达的影响。

方法：体外培养人口腔黏膜 FB，ANE 为诱导剂，10%大鼠丹玄口康药物血清为干预物；用 3H-脯氨酸掺入法检测胶原含量，用免疫细胞化学法和 ELISA 法检测 TGF β_1 的表达。

结果：3H-脯氨酸掺入结果显示，ANE 对人口腔黏膜 FB 胶原合成有促进作用，DXKK 含药血清对 ANE 刺激下的 FB 胶原合成有抑制作用（P<0.05 或 P<0.01），并呈剂量-效应关系；免疫细胞化学和 ELISA 结果显示，丹玄口康含药血清对 ANE 所致 FB 的 TGF β_1 表达有抑制作用（P<0.01）。

结论：丹玄口康含药血清可通过下调 TGF β_1 因子的表达，而拮抗 ANE 导致的胶原合成。

[摘自《湖南中医药大学学报》，2007，27（6）：15-17.]

25. 槟榔提取物体外诱导人口腔黏膜成纤维细胞增殖模型的建立

目的：为研究口腔黏膜下纤维化的修复机制，建立体外人口腔黏膜成纤维细胞增殖模型。

方法：体外培养口腔黏膜成纤维细胞，并用波形蛋白、角蛋白免疫细胞化学方法鉴定培养结果；分别用 0μg/mL、5μg/mL、50μg/mL、

100μg/mL、150μg/mL 和 200μg/mL 浓度的槟榔提取液对培养的成纤维细胞诱导，MTT 法检测细胞增殖。

结果：波形蛋白表达阳性，而角蛋白表达阴性；50μg/mL、100μg/mL 槟榔提取物促进口腔黏膜成纤维细胞增殖。

结论：培养的细胞为纯化的成纤维细胞，槟榔提取物诱导口腔黏膜成纤维细胞增殖的最佳浓度为 50~100μg/mL。该模型可为进一步的研究提供实验基础。

[摘自《湖南中医药大学学报》，2007，27（3）：11-13.]

26. 丹玄口康对口腔黏膜下纤维化大鼠 TGF β₁ 表达的影响

目的：研究丹玄口康对模型大鼠口腔黏膜下纤维化（OSF）组织 β₁ 转化生长因子（TGF β₁）表达的影响。

方法：将 40 只大鼠随机分为正常对照组、模型组、丹玄口康组、雷公藤多苷组，每组 10 只。除正常对照组外其他 3 组经槟榔提取物（ANE）刺激下制作 OSF 模型后，模型组不做任何处理；丹玄口康组、雷公藤多苷组分别以丹玄口康和雷公藤多苷连续灌胃 8 周。采集口腔颊黏膜进行免疫组化检测。

结果：各组口腔黏膜上皮层 TGF β₁ 相对灰度值比较：丹玄口康组、雷公藤多苷组与模型组比较，差异有显著性或非常显著性意义（$P<0.05$，$P<0.01$）。丹玄口康组与雷公藤多苷组比较，差异有显著性意义（$P<0.05$）。

结论：丹玄口康能够降低 TGF β₁ 在大鼠 OSF 组织中的表达，这可能是丹玄口康治疗口腔黏膜下纤维化的机制之一。

[摘自《新中医》，2006，38（11）：89-91.]

27. 丹玄口康治疗口腔黏膜下纤维化的临床研究

目的：探讨丹玄口康治疗口腔黏膜下纤维化（OSF）的临床疗效机制。

方法：将确诊为 OSF 的 62 例患者随机分为两组，治疗组 32 例，对照组 30 例，分别给予丹玄口康（DXKK）和雷公藤多苷（LGTDD）口服，观察两种药物的临床疗效及其对外周血 T 淋巴细胞亚群、血液流变学的影响。

结果：DXKK 治疗 OSF 临床疗效明显优于 LGTDD（$P<0.01$）；T 淋

巴细胞亚群 CD_4^+、CD_4^+/CD_8^+ 明显降低（ $P<0.01$ 或 $P<0.05$ ）；全血黏度、血浆黏度、红细胞聚集指数等血液流变学各项指标均有明显改善（ $P<0.01$ 或 $P<0.05$ ）。

结论：DXKK 治疗 OSF 安全有效，并能显著改善微循环，调节局部免疫。

［摘自《湖南中医药大学学报》，2006，26（5）：41-43.］

28. 桃红四物汤加味治疗复发性口疮临床研究及其与血瘀证的关系

目的：通过与 P-转移因子口服液的临床疗效比较，评价桃红四物汤加味对复发性口疮（RAU）的治疗效果。

方法：将确诊为 RAU 的 60 例患者按 1∶1 的比例随机分成两组：桃红四物汤加味组、P-转移因子口服液组。分别口服 6 天后，观察主观症状和证候的改善情况，评价其治疗效果。

结果：桃红四物汤加味能显著改善局部微循环，对血液流变学的各项指标及各项临床症状和特征均有明显改善作用，桃红四物汤加味治疗的 30 例 RAU 中，痊愈 3 例，显效 21 例，有效 5 例，无效 1 例，总有效率为 96.7%，治疗效果显著性优于对照药 P-转移因子口服液（ $P<0.05$ ）。

结论：桃红四物汤加味具有良好的活血化瘀、清热解毒的作用，能明显改善局部微循环和免疫功能，其临床疗效明显好于 P-转移因子口服液。

［摘自《中国药物与临床》，2006，6（9）：667-669.］

29. 口腔愈疡冲剂治疗复发性阿弗他溃疡的临床疗效观察

目的：观察口腔愈疡冲剂治疗复发性阿弗他溃疡的临床疗效。

方法：将 50 例患者随机分为口腔愈疡冲剂组（治疗组）和 P-转移因子口服液组（对照组）各 25 例。治疗组口服口腔愈疡冲剂，对照组口服 P-转移因子口服液。观察患者治疗前后症状和体征的变化判断疗效。

结果：两组疗效比较差异有统计学意义（ $P<0.05$ ）；治疗组患者治疗后的主要症状和体征计分均低于对照组，差异有统计学意义（ $P<0.05$ ）。

结论：口腔愈疡冲剂对本病的疗效显著，能显著改善患者的症状和体征。

［摘自《中国药物与临床》，2006，6（2）：153-154.］

30. 丹玄口康注射液对大鼠口腔黏膜下纤维化成纤维细胞 Bcl-2 阳性细胞的影响

目的：观察丹玄口康注射液对大鼠口腔黏膜下纤维化成纤维细胞凋亡的作用机制。

方法：采用免疫组化测定法检测各组动物颊黏膜中成纤维细胞 Bcl-2 阳性细胞指数，并观察局部病理组织学改变。

结果：治疗 8 周后，正常组与模型组比较，差异无显著性（P>0.05）。丹玄口康组、雷公藤组 Bcl-2 阳性细胞指数明显低于模型组和正常组，差异具有统计学意义（P<0.01），同时丹玄口康组与雷公藤组比较，疗效更有优势，差异也具有统计学意义（P<0.05）。

结论：丹玄口康通过改善局部血液流变学和微循环状态，明显抑制凋亡基因——Bcl-2 基因，使局部 Bcl-2 含量减少而促使已发生纤维化的大鼠口腔黏膜成纤维细胞凋亡，从而抑制胶原在局部的堆积，使疾病得以逐渐恢复。

［摘自《湖南中医学院学报》，2005，25（1）：6-8.］

31. 口腔黏膜下纤维化的中西医研究进展

口腔黏膜下纤维化是一种慢性隐匿性口腔黏膜疾病。大多数学者认为，本病可能与咀嚼槟榔、进食辣椒、营养缺乏、机体免疫异常有关，因气血运行不畅，日久气滞血瘀，毒瘀困结口腔而致病。治疗方面，西药主要是对症，改善不明显。中药以活血化瘀法治疗，对口腔黏膜下纤维化各主症均有良好改善作用。探寻具有活血化瘀作用的单方或复方治疗本病不失为一种有效途径。

［摘自《中国中医药信息杂志》，2003，9（10）：78-79.］

32. 针刺配合中药治疗复发性口腔溃疡 86 例

目的：观察针刺配合中药治疗复发性口腔溃疡的治疗效果。

方法：将 164 例复发性口腔溃疡患者随机分为针刺配合中药组（Ⅰ组）、针刺组（Ⅱ组）和中药组（Ⅲ组）；按各组方案进行治疗。

结果：针刺配合中药组、针刺组、中药组的痊愈率分别为 38.4%、15.8%和 5.0%，总有效率分别为 95.4%、92.1%和 62.5%，3 组疗效经统计学处理，Ⅰ组与Ⅱ组差异无统计学意义（P>0.05）；Ⅰ组与Ⅲ组、

Ⅱ组与Ⅲ组差异均有统计学意义（P<0.05）。

结论：针刺配合中药治疗复发性口腔溃疡的疗效优于中药治疗，与针刺法相当，但痊愈率高于针刺法。

[摘自《湖南中医学院学报》，2003，23（2）：51.]

33. 中西医结合治疗口腔黏膜下纤维化 22 例

目的：分析总结中西医结合治疗口腔黏膜下纤维化的治疗效果。

方法：将44例口腔黏膜下纤维化患者随机分为治疗组和对照组，每组22例。两组均服用维生素A、烟酰胺片、维生素，治疗组同时咀嚼丹玄口胶剂。以张口受限、苍白、板状化、纤维条索、疼痛等主症程度作为疗效指标。

结果：治疗组总有效率为90.9%，对照组为54.4%，两组比较差异有统计学意义（P<0.05）；对照组对部分主症有一定程度改善；治疗组对各主症均有明显的改善，且疗效优于对照组（P<0.05 或 P<0.01）。

结论：采用中西医结合治疗口腔黏膜下纤维化有较好疗效，为探索出一条有效治疗口腔黏膜下纤维化的新途径奠定基础。

[摘自《中国中医药科技》，2002，9（5）：308.]

34. 口腔扁平苔藓患者治疗前后 T 细胞亚群的改变

目的：了解口腔扁平苔藓患者与T细胞亚群之间的关系，为其治疗提供理论基础。

方法：纳入口腔扁平苔藓患者和健康体检人员各60例，应用单克隆抗体间接酶免疫法，分别计数 CD_3^+、CD_4^+、CD_8^+ 阳性百分率，并计算 CD_4^+/CD_8^+ 比值。

结果：口腔扁平苔藓患者治疗前及治疗后与对照组比较各数据差异均有统计学意义（P<0.01）；口腔扁平苔藓患者治疗前后比较各数据差异均有统计学意义（P<0.05，P<0.01）。

结论：口腔扁平苔藓患者的确存在细胞免疫功能紊乱，在治疗时可适当应用免疫调节剂以提高疗效。

[摘自《湖南医学高等专科学校学报》，2000，2（3）：25-26.]

附录二

口腔疾病方剂名录

一　画

一贯煎（《柳州医话》）　北沙参　麦冬　当归　生地黄　枸杞子　川楝子

二　画

二陈汤（《太平惠民和剂局方》）　制半夏　陈皮　茯苓　甘草
二妙散（《丹溪心法》）　黄柏　苍术
二至丸（《医方集解》）　女贞子　旱莲草
十灰散（《十药神书》）　大蓟　小蓟　荷叶　侧柏叶　茅根　茜草　山栀子　大黄　牡丹皮　棕榈皮
八珍汤（《正体类要》）　人参　白术　茯苓　当归　川芎　白芍药　熟地黄　甘草

三　画

三仁汤（《温病条辨》）　杏仁　飞滑石　白通草　白蔻仁　竹叶　厚朴　生薏仁　半夏
口腔愈疡冲剂（自拟方）　桃仁　红花　丹参　当归　生地黄　黄连　牡丹皮　黄芪　金银花　郁金　甘草
川芎茶调散（《太平惠民和剂局方》）　川芎　荆芥　白芷　羌活　甘草　细辛　防风　薄荷
小柴胡汤（《伤寒论》）　柴胡　黄芩　人参　半夏　甘草　生姜　大枣

四　画

六君子汤（《妇人良方》）　人参　白术　茯苓　甘草　陈皮

半夏

六味地黄丸（《小儿药证直诀》）　熟地黄　山茱萸　山药　泽泻
牡丹皮　茯苓

五味消毒饮（《医宗金鉴》）　金银花　野菊花　蒲公英　紫花地丁
紫背天葵

天麻钩藤饮（《杂病证治新义》）　天麻　钩藤　石决明　栀子
黄芩　川牛膝　益母草　杜仲　桑寄生　夜交藤　茯神

贝母瓜蒌散（《医学心悟》）　贝母　瓜蒌　花粉　茯苓　橘红
桔梗

丹玄口康含片（自拟方）　丹参　玄参　红花　白花蛇舌草　金银花
薄荷

丹栀逍遥散（《妇人良方》）　当归　白芍　柴胡　茯苓　炒白术
牡丹皮　栀子　炙甘草

牛蒡解肌汤（《疡科心得集》）　牛蒡子　薄荷　荆芥　连翘　山
栀子　牡丹皮　石斛　玄参　夏枯草

五　画

平胃散（《太平惠民和剂局方》）　苍术　厚朴　陈皮　炒甘草
玉女煎（《景岳全书》）　石膏　熟地黄　麦冬　知母　牛膝
左归丸（《景岳全书》）　熟地黄　山药　枸杞子　山茱萸　菟丝子
鹿角胶　龟甲胶　川牛膝

左归饮（《景岳全书》）　熟地黄　山药　枸杞子　炙甘草　茯苓
山茱萸

龙胆泻肝汤（《医方集解》）　龙胆草　栀子　黄芩　泽泻　木通
车前子　当归　柴胡　生地黄　甘草

四君子汤（《太平惠民和剂局方》）　人参　白术　茯苓　甘草
四物汤（《太平惠民和剂局方》）　熟地黄　白芍　当归　川芎
四物消风汤（《外科证治全书》）　生地黄　赤芍　当归　川芎
荆芥　蝉蜕　薄荷　柴胡　黄芩　甘草

归脾汤（《济生方》）　白术　茯神　黄芪　人参　龙眼肉　酸枣仁
木香　炙甘草　当归　远志　生姜　大枣

仙方活命饮（《校注妇人良方》）　白芷　贝母　防风　赤芍

当归尾　甘草　皂角刺　穿山甲　天花粉　乳香　没药　金银花　陈皮

六　画

冰硼散（《外科正宗》）　玄明粉　朱砂　硼砂　冰片

托里消毒散（《外科正宗》）　人参　白术　甘草　当归　川芎
白芍　金银花　白芷　桔梗　黄芪　皂角刺　茯苓

如意金黄散（《外科正宗》）　天花粉　黄柏　大黄　姜黄　白芷
厚朴　陈皮　苍术　胆南星　甘草

导赤散（《小儿药证直诀》）　生地黄　木通　甘草　淡竹叶

导痰汤（《妇人良方》）　半夏　南星　枳实　茯苓　橘红　甘草
生姜

防风通圣散（《黄帝素问宣明论方》）　防风　连翘　麻黄　薄荷
荆芥　白术　栀子　川芎　当归　白芍　大黄　芒硝　石膏　黄芩　滑石
桔梗　甘草

七　画

沙参麦冬汤（《温病条辨》）　沙参　玉竹　生甘草　冬桑叶　生扁豆
天花粉　麦冬

补阳还五汤（《医林改错》）　当归尾　川芎　黄芪　桃仁　地龙
赤芍　红花

补中益气汤（《脾胃论》）　黄芪　党参　白术　陈皮　炙甘草
当归　升麻　柴胡

补肾固齿方（自拟方）　知母　黄柏　熟地黄　生地黄　茯苓　泽泻
牡丹皮　骨碎补　补骨脂　藿香　甘草

补虚促愈方（自拟方）　生地黄　熟地黄　黄芪　白术　茯苓　当归
白芍　陈皮　白及　地骨皮　炙甘草

杞菊地黄汤（《医级》）　熟地黄　山茱萸　山药　茯苓　泽泻
牡丹皮　枸杞子　菊花

附桂八味丸（《金匮要略》）　附子　肉桂　熟地黄　山药　山茱萸
泽泻　牡丹皮　茯苓

八　画

泻心导赤散（《小儿药证直诀》）　木通　生地黄　黄连　灯心草　甘草

泻黄散（《小儿药证直诀》）　藿香　栀子　石膏　甘草　防风

泄热败毒方（自拟方）　生石膏　黄芩　防风　藿香　金银花　竹叶　玄参　大黄　甘草

虎潜丸（《丹溪心法》）　黄柏　龟甲　知母　熟地黄　陈皮　白芍　锁阳　干姜　虎骨（犬骨代替）

知柏地黄丸（《医宗金鉴》）　山茱萸　山药　茯苓　泽泻　牡丹皮　熟地黄　知母　黄柏

参苓白术散（《太平惠民和剂局方》）　人参　茯苓　白术　山药　莲子肉　薏苡仁　缩砂仁　桔梗　白扁豆　甘草

九　画

养血化斑方（自拟方）　生地黄　当归　白芍　柴胡　郁金　白鲜皮　牡丹皮　竹叶　蝉蜕　甘草

养血祛风方（自拟方）　当归　川芎　桃仁　红花　白芍　防风　蝉蜕　僵蚕　生地黄　桑叶　甘草

养阴清肺汤（《重楼玉钥》）　生地黄　麦冬　甘草　玄参　贝母　牡丹皮　薄荷　炒白芍

养阴清热方（自拟方）　生地黄　熟地黄　麦冬　石斛　黄柏　知母　白芍　牡丹皮　金银花　大青叶　甘草

牵正散（《杨氏家藏方》）　白附子　僵蚕　全蝎

复元活血汤（《医学发明》）　柴胡　瓜蒌根　当归　红花　甘草　穿山甲　大黄　桃仁

香砂六君子汤（《医方集解》）　人参　白术　茯苓　甘草　陈皮　半夏　香附　砂仁

保和丸（《丹溪心法》）　山楂　六曲　半夏　茯苓　陈皮　连翘　莱菔子

十　画

消风散（《太平惠民和剂局方》）　荆芥穗　薄荷　羌活　防风　僵蚕　蝉蜕　陈皮　厚朴　党参　茯苓　川芎

消肿止痛方（自拟方）　金银花　蒲公英　紫花地丁　芙蓉叶　薄荷　紫草　冰片

凉膈散（《太平惠民和剂局方》）　大黄　芒硝　甘草　栀子　薄荷　黄芩　连翘　淡竹叶

益胃汤（《温病条辨》）　沙参　麦冬　生地黄　玉竹　冰糖

桂枝汤（《伤寒论》）　桂枝　白芍　甘草　生姜　大枣

桃红四物汤（《医宗金鉴》）　桃仁　红花　生地黄　当归　赤芍　川芎

逍遥散（《太平惠民和剂局方》）　柴胡　当归　白芍　白术　茯苓　甘草　薄荷　煨姜

柴胡疏肝散（《景岳全书》）　柴胡　芍药　枳壳　陈皮　甘草　川芎　香附

透脓散（《外科正宗》）　当归　生黄芪　穿山甲　川芎　皂角刺

桑菊饮（《温病条辨》）　桑叶　菊花　杏仁　连翘　薄荷　桔梗　芦根　甘草

除湿胃苓汤（《医宗金鉴》）　防风　苍术　白术　赤茯苓　陈皮　厚朴　猪苓　山栀子　木通　泽泻　滑石　甘草　肉桂

十一画

清心泄热方（自拟方）　黄连　黄芩　黄柏　麦冬　生地黄　大青叶　山豆根　大黄　芒硝

清胃散（《兰室秘藏》）　黄连　升麻　生地黄　牡丹皮　当归

清胃汤（《医宗金鉴》）　石膏　黄芩　黄连　生地黄　牡丹皮　升麻

清热泻脾散（《医宗金鉴》）　山栀　石膏　黄连　生地黄　茯苓　灯心草

清热解毒方（自拟方）　金银花　野菊花　蒲公英　紫花地丁　连翘　黄芩　大青叶　牡丹皮　防风　淡竹叶　甘草

清脾除湿饮（《医宗金鉴》）　赤茯苓　炒白术　炒苍术　黄芩　生地黄　麦冬　栀子　泽泻　甘草　连翘　茵陈　枳壳　玄明粉

清瘟败毒饮（《疫疹一得》）　石膏　生地黄　水牛角　栀子　桔梗　黄芩　知母　赤芍　玄参　连翘　竹叶　甘草　牡丹皮　黄连

黄连解毒汤（《外台秘要》）　黄连　黄芩　黄柏　栀子

银翘散（《温病条辨》）　金银花　连翘　淡豆豉　牛蒡子　甘草　桔梗　薄荷　淡竹叶　荆芥穗　鲜芦根

十二画及以上

漱口方（自拟方）　黄连　黄芩　黄柏　金银花　薄荷　藿香　甘草

湿敷方（自拟方）　黄柏　大黄　金银花　白鲜皮　苦参　佩兰

普济消毒饮（《东垣试效方》）　黄芩　黄连　陈皮　甘草　玄参　柴胡　桔梗　连翘　板蓝根　马勃　牛蒡子　薄荷　僵蚕　升麻

蠲痹汤（《百一选方》）　黄芪　姜黄　甘草　防风　羌活　当归　赤芍

燥湿化浊方（自拟方）　法半夏　陈皮　茯苓　藿香　佩兰　厚朴　神曲　薄荷　甘草

越鞠丸（《丹溪心法》）　苍术　香附　川芎　神曲　栀子

解毒利咽方（自拟方）　金银花　连翘　生地黄　柴胡　桔梗　牛蒡子　射干　板蓝根　蒲公英　桑叶　甘草

疏风清热方（自拟方）　金银花　连翘　黄芩　生地黄　薄荷　麦冬　桑叶　白术　土茯苓　牛蒡子　甘草